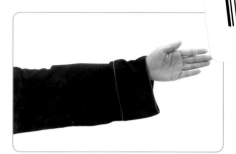

图 1　自然掌

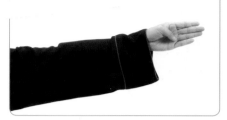

图 5　握固（第一步）

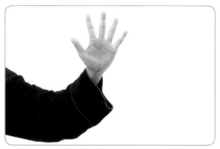

图 2　荷叶掌

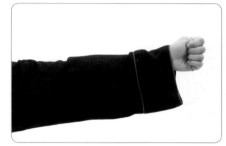

图 6　握固（第二步）

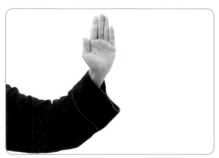

图 3　柳叶掌

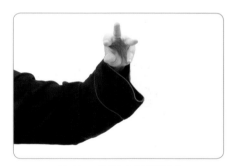

图 7　龙爪（易筋经）

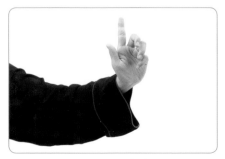

图 4　八字掌

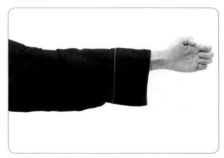

图 8　龙爪（八段锦）

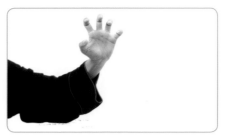

图 9　虎爪

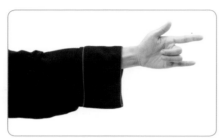

图 10　鹿角

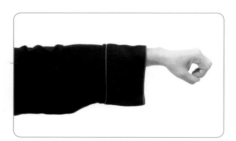

图 11　熊掌

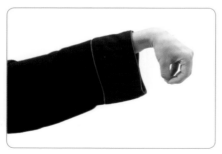

图 12　猿钩

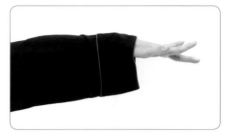

图 13　鸟翅

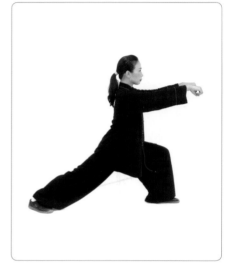

图 14　弓步

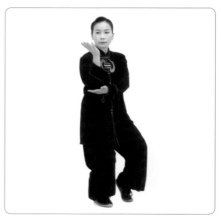

图 15　丁步

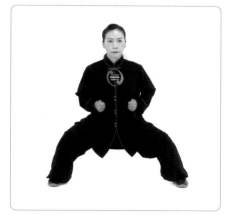

图 16　马步

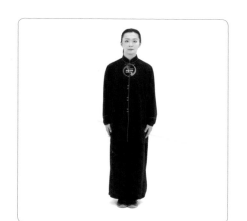

图 17　无极桩

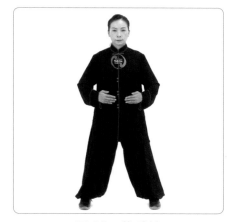

图 18　抱球桩

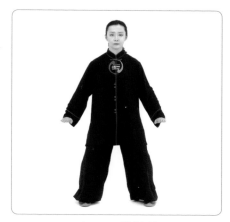

图 19　扶按桩

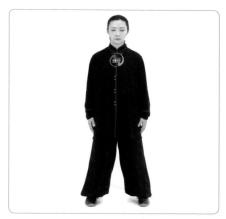

图 20　升降桩动作一

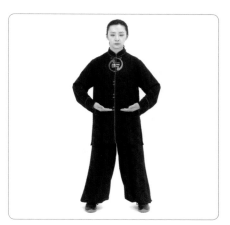

图 21　升降桩动作二

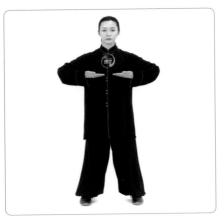

图 22　升降桩动作三

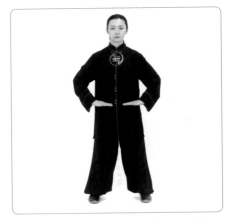

图 24　升降桩动作四（第二步）

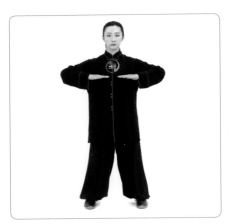

图 23　升降桩动作四（第一步）

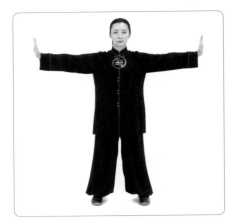

图 25　推山桩

健身气功

教学指导教程

国家体育总局健身气功管理中心◎编

人民邮电出版社

北京

图书在版编目（CIP）数据

健身气功教学指导教程 / 国家体育总局健身气功管理中心编. -- 北京 : 人民邮电出版社, 2025. -- ISBN 978-7-115-65929-3

Ⅰ. R214

中国国家版本馆 CIP 数据核字第 2024V2U620 号

免 责 声 明

作者和出版商都已尽可能确保本书技术上的准确性以及合理性，并特别声明，不会承担由于使用本出版物中的材料而遭受的任何损伤所直接或间接产生的与个人或团体相关的一切责任、损失或风险。

内 容 提 要

本书由国家体育总局健身气功管理中心组织编写，旨在为希望从事健身气功教学指导工作的专业人士提供系统化、规范化的指导。

本书首先介绍了健身气功的理论基础、练功要素与锻炼要领，接着讲解了健身气功的教学方法和实践应用方法，然后介绍了健身气功教学指导者应具备的职业素养和应承担的社会责任，最后讲解了健身气功基本功的学练方法，以及十二种健身功法的具体教学指导实践方法与要点。此外，本书免费提供了十二种健身功法的教学指导视频，读者可通过扫描二维码在线观看。

◆ 编　　　　国家体育总局健身气功管理中心

　　责任编辑　刘　蕊

　　责任印制　彭志环

◆ 人民邮电出版社出版发行　　北京市丰台区成寿寺路 11 号

　　邮编　100164　　电子邮件　315@ptpress.com.cn

　　网址　https://www.ptpress.com.cn

　　北京市艺辉印刷有限公司印刷

◆ 开本：700×1000　1/16　　　　彩插：2

　　印张：11　　　　　　　　　　2025 年 1 月第 1 版

　　字数：181 千字　　　　　　　2025 年 1 月北京第 1 次印刷

定价：69.80 元

读者服务热线：(010)81055296　印装质量热线：(010)81055316

反盗版热线：(010)81055315

广告经营许可证：京东市监广登字 20170147 号

编委会

前言

一、编写目的和意义

　　健身气功是以增进身心健康为目的，以自身形体活动、呼吸吐纳、心理调节相结合为主要运动形式的民族传统体育项目，是中华优秀传统文化的组成部分。

　　《健身气功教学指导教程》的主旨是通过专业知识的传授和技能的训练，培养出具备职业素养、专业技能和社会责任感的健身气功教学指导者。本书的出版将对加强健身气功的普及和推广，增强全民健身的意识，推动国家健康事业的发展，起到积极的作用。

二、主要内容和编写特点

　　本教程介绍了健身气功教学指导者应具备的基本素质和核心素养，涵盖了技术规范、功法理论、教学方法、实践应用等方面的内容。

　　本教程是健身气功教学指导者的专用教材，既考虑了受众的兴趣、阅读习惯和认知水平，又突出了健身气功的基础原理、养生保健功效和科学实践方法，讲解深入浅出，内容易懂易学。

　　本教程突出健身气功的社会效益，引导健身气功教学指导者树立正确的价值观和健康观，让健身气功教学指导者通过健身气功的教学、训练，达到传播健身养生理念与方法的目的。

　　本教程与健身气功其他通用教材相衔接，可协同使用。本教程根据使用对象，主要突出教法学法，加强教学指导，确保健身气功教学指导者掌握正确的实践技巧和教学方法等，达到使健身气功教学指导者会教、常练、能赛的目的。

三、编写原则和方法

　　本书始终以《健身气功管理办法》作为健身气功发展的根本保证。本书的编写遵循以下原则和方法。一是明确目标，定位精准。明确目标受众，满足教学指导需求，设计有针对性的教学内容和教学方法，使教学更加贴近实际。二是科学严谨，注重实效。教程系统介绍了健身气功的历史渊源、基本原理、动作要领与教学方法等，同时配以教学视频演示，确保健身气功教学指导者能够直观理解并正确模仿。三是启发思考，鼓励探索。在教程中设置思考题，引导健身气功教学指导者主动思考健身气功教学指导实践，并通过案例等形式，激发健身气功教学指导者的探索欲和求知欲。四是融入文化，传承精髓。教程中深入挖掘健身气功的文化内涵和教学指导者的职业素养，使健身气功教学指导者在练习的同时，感受到中华文化的博大精深；同时，鼓励将现代科技手段融入教学，提升教学体验，让古老的健身气功焕发新的生机。

本教程由健身气功专家组织编写，虽经多次修改，仍难免存在疏漏之处，敬请广大健身气功爱好者批评指正。

目录

第一章
健身气功概述

　　本章主要介绍健身气功的概念和内涵，简要概述健身气功的源流、发展历程、功能及价值，便于教学指导者更好地把握健身气功的教学方法和重要意义。

第一节 健身气功的概念与内涵

一、健身气功概念

"气功"在古代称为"吐纳""导引""服气""行气""调息""坐忘""心斋""胎息""存思"等，据现有文献记载，晋代首次出现"气""功"二字相连，到近现代把培育"元气"的健身方法称为"气功"。不同时代气功"名"虽不同，但实质都是从不同角度强调通过姿势、呼吸、心神的调炼方法以达到健身养生的目的。气功是以中国传统文化中人体生命整体观为基础，通过"三调"以提高人体身心整体状态的练养实践经验和方法学体系，是中华民族关于提高人体健身养生能力深度思考的智慧结晶，是中华民族文化瑰宝之一。

20 世纪 80 年代后期至 90 年代初期，传统气功经历了一段曲折的发展历程，经过国家管理部门的清理整顿、去伪存真，迎来了新的发展机遇。1996 年 8 月 5 日，在中共中央宣传部、国家体委、卫生部、民政部、公安部、国家中医药管理局、国家工商行政管理局联合下发的《关于加强社会气功管理的通知》中，"健身气功"一词被正式提出来，并明确指出"群众通过参加锻炼，从而强身健体、养生康复的，属健身气功"。2006 年，国家体育总局通过《健身气功管理办法》，对健身气功概念进行了界定。2024 年，国家体育总局对《健身气功管理办法》进行修订，指出："健身气功，是以增进身心健康为目的，以自身形体活动、呼吸吐纳、心理调节相结合为主要运动形式的民族传统体育项目，是中华优秀传统文化的组成部分"。

目前在国家体育总局健身气功管理中心组织下，大力挖掘与整理具有代表性的传统气功或传统导引养生术，并将经过科学验证具有良好健身效果的功法统一定名为"健身气功·功法名称"。目前向全国推广的有十一种健身气功，包括健身气功·易筋经、健身气功·五禽戏、健身气功·六字诀、健身气功·八段锦、健身气功·大舞、健身气功·马王堆导引术、健身气功·导引养生功十二法、健身气功·十二段锦、健身气功·太极养生杖、健身气功·明目功（青少版、成人版）、健身气功·校园五禽戏（小学版、初中版、高中版）。随着时代发展和群众健身需求增加，国家体育总局健身气功管理中心仍将持续推进中国传统气功在新时代的创造性转化和创新性发展，以有效促进中国人民群众身心整体健康，有力推动"健康中国"时代目标达成，并在此基础上推动全球"运动促进健康"的中国式现代化路径。

二、健身气功内涵

健身气功是中国传统养生文化的瑰宝，是传统生命哲学观念与养生健身方法相结合的民族文化遗产，是一门涉及身心交互作用的复杂生命现象和规律的学科。

健身气功的内涵在"健身"和"气功"两个词语的相互限定中得以展现。"健身"作为定语修饰"气功"，指具有养生健身意义的气功。"气功"作为定语修饰"健身"，指健身的手段是通过气功锻炼。两个词语的相互限定，既突出了气功的主要运动形式和功能，又彰显了运动健身这一体育基本目的，让健身气功在气功和体育之间找到了重合点，也形成了区别于其他气功、体育项目的独特健身养生特点。

健身气功的健康内涵是中国传统医学和现代医学的双向融合。中国传统医学的健康观念是建立在天人整体生命观之上的大健康概念，既从天人合一的角度看待生命健康，也从身、心、气不离的视角追求生命健康。《黄帝内经》曰："法于阴阳，和于术数，食饮有节，起居有常，不妄作劳，故能形与神俱，而尽终其天年，度百岁乃去。"现代医学的健康观念是建立在当代多学科的综合研究之上的生命健康概念，既包括了生理的健康，也包括了心理的健康和社会适应的健康。

健身气功的健康追求方式是中国传统体育项目和现代体育理念的结合。"形体活动、呼吸吐纳、心理调节"既带有现代体育运动的一般属性，又突出了深具中华民族养生文化内涵的"调身、调息、调心"个性特征。"三调合一"的方法使人体在运动健身时进入最佳的生命状态。

健身气功具有的中国传统文化特色是其核心内涵之一。"健身气功"的名称中暗含了中国传统文化的深层精神。"健"字除健康的含义外，还暗含着一种积极进取的生命态度。《周易·象传》曰："天行健，君子以自强不息。""气"为中国哲学中连接天地万物的一个典型概念。《庄子·知北游》曰："通天下一气耳。"健身气功的功法内容、习练要领、养生作用等各方面也都体现着传统文化的精髓。"易筋经""五禽戏""六字诀""八段锦"等功法，乃至功法中的一招一式，都有悠久的历史；"形神兼备""动静结合""舒展圆活"等练功要领，体现了中国传统文化中的生命审美特征；"畅通经络""协调脏腑""畅志宁神"等养生作用，是中医养生理论和传统生命观念的体现和表达。

第二节　健身气功的源流与发展

一、气功起源

据有限资料考证，"气功"至少已有 5000 多年历史，马家窑文化时期"吹嘘呼吸、鼓腹行气"的陶塑人像是我国迄今为止出土文物中最早的"气功"物证；"针灸"的物证也侧面证实了原始人类进行养生健体活动；文献互证方面，《吕氏春秋》中所记载的"筋骨瑟缩不达，故作为舞以宣导之"，说明导引最早以"舞"的形式出现。

二、导引养生史

夏代"禹步"、商代彭祖"导引行气"、西周邛疏、王乔的"行气练形"的历史记载表明，在古代中国，人们已逐步归纳出一些具有明显健身特点的气功形式和方法；春秋战国时期，《黄帝内经》中记载的"提挈天地，把握阴阳，呼吸精气，独立守神，肌肉若一""积精全神""精神不散"等修炼方法，《庄子》中"吹嘘呼吸，吐故纳新，熊经鸟申，为寿而已矣。此导引之士，养形之人，彭祖寿考者之所好也"的文本记载，表明气功康养身体实践已逐步开始理论化。

秦汉时期，在理论上出现了主张运动和主张静养的不同健身学说，开拓了仿生气功和丹田理论，在实践上出现了导引派和行气派气功，促使中国气功理论和实践更加丰富；魏晋南北朝时期出现了更多的气功功法，还出现了诸多气功养生著述，形成了较为系统的仿生气功学理论；隋唐五代时期，气功与医疗结合更加紧密，呈现出释儒道三教气功修行融合发展的局面；宋辽金元时期世俗阶层涌现出大批养生家，文人学士对导引的研习也促进了养生文化的发展，古代导引术逐步走向简约化；明清时期，导引理论专著接连出版，在吸收其他健身项目经验的基础上，形成了动作简便易行、功效显著的气功健身功法，导引术在理论和实践上发展到一个新阶段。

总之，古代导引术在春秋战国时期与诸子百家的学说相结合，形成了完整的理论体系，秦汉以后流行于社会。东汉末年，佛教东渐、道教兴起，气功实践与宗教修行相结合，之后在魏晋、隋唐以至明清，又经历数次繁荣昌盛的阶段。每一阶段气功的功法和健身意义与中国儒家文化、道家文化、佛教文化、中医文化、武术文化等都有着密切的关系，经过千百年的发展演变，气功已经形成了自身独特的健身养生文化内涵。

三、近现代气功的发展

近代的气功发展总体上处于缓慢之势，理论研究发展迟缓，出版刊行的养生书籍多是翻版或校勘前代的养生典籍，但在武术气功和静坐养生方面（静坐法）仍有一定程度的发展。

中华人民共和国成立后，气功在国家的重视下得到初步挖掘、整理、研究与推广创新，如"唐山市气功疗养所""上海市气功疗养所""全国气功师资进修班"为这期间的标志性成果。党的十一届三中全会以来，气功事业迅速得到恢复与发展，在 20 世纪 80 年代形成气功高潮，各种气功组织陆续涌现，关于气功的研究日益兴盛，气功成为一项日趋广泛的群众性社会活动。但随着气功活动的迅速发展，一些不良现象滋生蔓延。自 21 世纪以来，尤其是 2001 年国家体育总局健身气功管理中心的成立，标志着健身气功发展进入新的历史阶段，其通过陆续编创健身气功新功法，推行健身气功运动水平等级（段位）评定，颁布《健身气功管理办法》等规章制度，举办形式多样的健身气功交流活动，推动健身气功管理工作逐步走上正轨，群众性健身气功健身活动开始步入规范化轨道。总之，在党和政府的领导下，健身气功事业继续前行，逐渐探索出一条科学化和规范化的发展道路。

第三节　健身气功的功能与价值

一、健身气功的功能

（一）平衡阴阳

阴阳平衡是生命活力的根本保证。《黄帝内经·素问》曰："阴平阳秘，精神乃治，阴阳离决，精气乃绝。"健身气功锻炼的一个核心指向便是让习练者趋于动态阴阳平衡的状态。如易筋经，不仅动作左右对称，上下、前后、俯仰、屈伸都趋于平衡。"动静结合""外动内静"的健身气功练功要求利于达到阴阳平衡的状态。最有"动"感的五禽戏功法，要求"肢体之动，绝不是纯粹、盲目的动，其一招一式必要合乎五种动物运动规律之辙……心神只有专注五禽神韵，才能做到动而不妄动，专一而不杂。"

健身气功的呼吸吐纳方法利于达到阴阳平衡。六字诀的发声大与小、吐与纳、升降与开合，处处体现着阴阳互补关系。总之，健身气功锻炼可以平衡阴阳，能够改善和消除阴阳失调导致的各种病症。

（二）培补元气

先天元气，是人体最基本、最重要的气，是人体生命的原动力，敛藏于肾精之中，具有推动人体生长发育、温煦激发脏腑经络的功能。健身气功的编创以元气学说为理论指导，其"培补元气"的方式主要表现于以下几个方面。第一，腰部的自我按摩。如八段锦的"两手攀足固肾腰"，十二段锦的"背摩精门"，六字诀的"吹字诀"，马王堆导引术的"引腰"，等等。第二，刺激肾经之穴位。足少阴肾经分布着很多穴位。健身气功练习通过刺激足少阴肾经上的穴位达到滋阴补肾的作用，其中被刺激最多的穴位就是涌泉穴。导引养生功十二法中刺激涌泉穴的动作较多，如"纪昌贯虱""犀牛望月"。第三，旋腰俯身刺激腰肾。健身气功主要通过腰部绕矢状轴、冠状轴、垂直轴的运动由表及里地刺激腰肾部位，代表性动作有五禽戏的"鹿抵"、易筋经的"掉尾势"、导引养生功十二法的"躬身掸靴"等。第四，后凸命门松腰敛体。健身气功练习中尤其强调对命门的锻炼，命门后凸就是常常提到的动作要领，如五禽戏的"鹿奔"、马王堆导引术的"引背"等。

（三）疏通经络

中医学认为，经络是人体周身气血运行和输布的通道，是把人体各部分联结成统一整体的重要系统。《灵枢·经别》曰："夫十二经脉者，人之所以生，病之所以成，人之所以治，病之所以起"。《医宗必读·心腹诸痛》："近世治痛有以诸痛属实，痛无补法者；有以通则不痛，痛则不通者；有以痛随利减者，互相传授，以为不易之法。"经络系统保持通畅，人体的气血才得以正常运行，生命才得以正常活动。

健身气功的编创以经络学说为理论指导，在疏通经络方面，主要体现于以下两方面。第一，动作的屈伸开合多是根据经络的走向设计的。八段锦的"左右开弓似射雕"、六字诀的"呬字诀"、五禽戏的"鸟飞"等都是疏通肺经的动作。第二，"意守"的方法和部位多在经络的重要穴位上，如"印堂""膻中""神阙""气海""涌泉"，健身气功要求将注意力集中于这些腧穴，既能有效帮助习练者调心入静，又可以疏通经络。

（四）调和脏腑

五脏六腑是人体生命运行之内核，与人的健康关系非常密切。《灵枢·天年》曰："五脏坚固，血脉和调，肌肉解利，皮肤致密。……六腑化谷，津液布扬，各如其常，故能长久。"韩愈《张中丞传后叙》亦曰："人之将死，其脏腑必有先受其病者。"

健身气功功法创编、锻炼都围绕脏腑学说展开。健身气功调和脏腑的作用主要体现在以下方面。第一，动作直接对应脏腑，如六字诀、五禽戏、八段锦，每个动作对应一个脏腑。第二，所有健身气功功法和动作都强调调心的重要作用。"心"，即五脏之一，君主之官。调心时，"意守"下丹田、腰间、涌泉，又有调和肾脏的作用。第三，健身气功的调息法对肺和肾具有重要的调和作用。如《类证治裁》中所说："肺为气之主，肾为气之根，肺主出气，肾主纳气，阴阳相交，呼吸乃和"。这说明细匀深长的调息，虽可排出体内浊气，纳入天地清气，但还有赖于肾气的摄纳。

二、健身气功的作用

（一）生理健康方面

生理健康，即人体生理方面的健康，包括机体的各个器官、关节活动、体液调节、应激反应及肌力都达到正常的水平。健身气功锻炼是一个运用心理的能动性影响生理功能的过程，通过"三调"所产生的生理作用，改善机体自我调节功能，增强神经－体液系统的调节作用，增强自愈能力，达到健身的效果。健身气功对生理健康的促进，主要体现在以下几个方面。第一，对神经系统的良性影响。现有的健身气功功法都以成套动作的形式出现，成套动作不是简单的反射性运动，也不是形式化运动，而是复杂的意向性运动，运动时要启动各级运动中枢和外周感受器，可以促进神经体液的调节和整合。站桩、预备势等"静功"，可将身体保持在适宜的姿势，放松肢体，调整呼吸，使大脑有序化入静，降低交感神经的紧张性。第二，对内分泌系统的良性作用。长期习练健身气功，可促使内分泌功能通过一系列适应性变化而产生应答性反应。八段锦的有关实验数据证明，长期习练八段锦确实能够改善衰老对性激素水平的影响，调节中老年人的新陈代谢过程，达到延年益寿的作用。第三，对心血管系统的良性促进。习练健身气功时讲究"三调合一"，能使人体进入放松入静状态，使心率、心排血量和血压等得到调整。第四，对呼吸系统的良性影响。健身气功的特殊呼吸方法和呼吸要求可以促进人体肺活量的提高，改善呼吸系统。第五，对消化系统具有促进作用。习练健身气功时，在入静状态下交感神经紧张性降低，迷走神经紧张性相对提高。由于消化系统主要受迷走神经控制，因此习练健身气功可使胃肠蠕动频率提高，胃排空时间缩短，各种消化腺分泌的消化酶增加，肠鸣音增强，食欲增进，消化和吸收功能增强。第六，对免疫系统和机体衰老具有抑制作用。

（二）心理健康方面

心理健康，即心理的各个方面及活动过程处于一种良好或正常的状态，包括性格完好、智力正常、认知正确、情感适当、意志合理、态度积极等。健身气功锻炼对心理健康具有良好的促进作用，主要体现在以下两方面。第一，促进智力、注意力、想象力等认知能力的发展。健身气功习练者长期进行意、气、形的锻炼，大脑得到了温和的刺激，致使脑细胞供血充足且处于适度的兴奋状态，避免了用脑过度和过度兴奋所致的功能紊乱，增强了智力使用的间歇性、稳定性和脑细胞活力。健身气功习练时的入静状态，有别于一般的清醒状态，也不同于一般的安静状态，而是一种心平气和、情绪安定、舒适惬意的练功状态。长期习练健身气功可以锻炼排除干扰的能力，从而提高注意力。如在习练五禽戏时，要求习练者心中首先意想五禽的神态，再进行动作练习，长期进行此类锻炼，能充分调动脑细胞，有效提高想象力。第二，健身气功锻炼可以调节人的情绪。人生活在社会中，总会不断体验到"喜怒忧思悲恐惊"等各种情绪状态。研究发现，情绪与健康有着非常密切的关系，良好的情绪状态有利于人的身心健康，而在过度激烈的情绪状态下，身心之间将产生巨大的张力，身体的各个系统，如从呼吸系统、消化系统、循环系统到内分泌系统，都会发生一系列明显的变化，这种变化很容易诱发身体功能的失衡。健身气功习练者在"松静平和"的练功状态下，既可以释放生活中的过激情绪，又可以慢慢提高控制情绪的能力。五禽戏之"戏"、导引养生功十二法之"平沙落雁"的美好境界、细匀深长的呼吸法等，都具有疏导和调控情绪的良好作用。

（三）社会和谐方面

人类学的研究表明，在人类进化历程中，聚族群居所形成的人类社会性，已经内化于人的生命而成为人类的本质属性。人际交往是情感、情志、情绪等萌发之源。健身气功这种通过内向性运用意识，以生命整体性认识为基础，以调心为主导，提高身心整体功能的修炼方式，在培养习练者社会性方面具有天然的优势。首先，健身气功习练者"三调合一"的练功追求，会不断提升习练者身心健康程度、和谐程度、修养境界。通过长期的习练内化，形成中正平和的君子人格。其次，健身气功习练者可把通过健身气功修习的君子人格，应用于和他人、社会、自然的对话之中，通过在日常生活中加强对心性的磨砺，不断巩固健身气功修炼的成果，注重修心养性、以德为重、内守中和，恰如其分地处理各种人际关系，进一步提升自我生命的境界。

思考题

1. 健身气功与导引、气功、体育的关系是什么？
2. 如何正确认识健身气功的概念？
3. 健身气功的功能和价值在当代社会如何体现？

第二章
健身气功的理论基础

本章主要介绍健身气功的传统理论基础、现代理论基础，以及科学研究基础，便于教学指导者学习和运用这些理论来更好地认知和研究健身气功，帮助健身气功习练者领略健身气功的魅力所在，实现身心的和谐统一与健康发展。

第一节　健身气功的传统理论基础

一、健身气功的医理理论基础

医理，即医学道理、理论。健身气功即为导引，导引是古代中医六术（砭、针、灸、药、按跷、导引）之一，是中医医理的重要体现。"学医贵于明理，明理方能艺熟"，健身气功主要遵循的是中医医理，可体现在"整体观念、辨证施治、扶正祛邪、未病先治"等方面。

整体观念是中医认识和防治疾病的主导思想，健身气功强调的也是"身、息、心"与"精、气、神"的整体性，既重视人体自身的统一和完整，又重视人与外界客观环境的和谐统一。辨证施治是中医诊治病症的基本原则和方法，古代健身气功典籍《诸病源候论》《养生导引法》，针对各种病症所列养生导引法达数百条之多，均是中医辨证施治医理的体现。扶正祛邪即扶助机体防御疾病的能力，祛除机体内的致病因素，健身气功通过培补元气来实现扶正祛邪，元气充盈即可维持机体健康运行。健身气功作为古代中医六术中唯一的主动疗法，其核心思想是"治未病"，即通过健身气功的习练以增强体质、维持健康的身心状态。将健身气功的有效预防和中医的医药治病进行良好结合，可实现"未病先防、已病早治、既病防变、愈后防复、择时防发"的目标。

二、健身气功的易理理论基础

易理，即客观变化下形成的规律。易理以易经为基础，易经又以阴阳为基本符号和框架，阴阳代表万事万物的变化。明代名医张景岳曰："医易相通，理无二致。"健身气功不仅诠释了医理，也体现了阴阳易理。如健身气功所强调的动静、虚实、松紧、开合、上下、内外、刚柔等，将古代易理体现得淋漓尽致。具体而言，在健身气功的功法选择上，通常建议体质强壮和气血充盈者习练动功，建议体质虚弱和气血不足者习练静功；在健身气功的习练季节选择上，认为春夏为阳气升发之际，应练动功，秋冬呈养阴潜阳之势，应练静功；在健身气功的习练时辰选择上，应遵循"晨起助阳、暮至养阴"之规律习练动功或静功。健身气功"三调"思想也是阴阳易理的重要体现。如调身中上下、左右、前后、俯仰、屈伸、旋扭等动作姿势与结构变化，既有阴阳之分，又可以平衡人体之阴阳。又如，调息中吐纳、呼吸、停闭等方法，纳气为阳，吐气为阴，阳盛者宜延长呼气时间，阴盛者宜延长吸气时间。再如，调心中也有意守部位、穴位、经络等阴阳之别，意念部位在上则属阳，意念部位在下则属阴；意念向上守印堂和百会为补阳，意念向下守会阴和涌泉为养阴；经络中意守阳经可助阳，意守阴经可益阴。

三、健身气功的哲理理论基础

哲理，即关于宇宙和人生根本的原理。哲理即哲学的智慧，通过破除迷惑的假象，发现表现本质的真相，通过相互依存的有机整体，实现人与自然之间的紧密结合。

健身气功蕴含着丰富的中国哲学思想，是中国优秀传统体育文化的典型代表，其蕴含的哲理大致可以概括为"整体统一、恒动变易、重用轻体、调和致中、虚静复本"。整体统一的哲理是指将事物视为完整的、统一的和相互联系的整体，健身气功即将人体视为一个有机整体进行干预。如在八段锦中，各式虽各有针对，但又汇集成一套完整的功法，即体现整体性。恒动变易指的是注重事物的运动变化和相互对立，即事物运动存在相互对立、依存、转化和包含的关系。健身气功非常注重这种动静的和谐状态，维持着动静的对立统一，进而保持着人体的正常生命活动。重用轻体指的是注重事物的功能属性而非实质结构，即注重内在潜能而非实际存在。健身气功重用轻体的哲理体现在其对事物本质、事物真相、事物属性和事物功能的重视，而非注重事物现象、事物假象、事物实体和事物样态。调和致中指的是注重事物各种矛盾关系的协调、平衡和和谐。健身气功调和致中哲理体现在"调身、调息、调心"三调合一的境界追求上，身体、气息与精神三者融会贯通方可实现修养身心、颐养天年的目标。虚静复本指的是注重事物内因的能动性和主动性。健身气功虚静复本的哲理体现在通过精神内守来实现人体内部组织结构的正常运行，以实现人体与外部环境的和谐统一。

四、健身气功的文理理论基础

文理是人类社会在认识和改造世界的过程中形成的人文思想。文理，即人文哲理，是指人类文明的价值观与基本规范，重视、尊重、关怀人的文化，以及人类社会的各种文化发展规律。

健身气功在漫长的发展历程中，形成了数不胜数的人文哲理和思想，可以简要概括为"古籍传承、动以养生、医体分离、防治结合"等。古籍传承指的是通过古籍进行文化传承和文脉赓续，健身气功发展至今离不开传统养生古籍文献对功法技术的摘录与节选，健身气功的传承发展很大程度上是通过古籍文献来完成的。动以养生指的是以动为主进行养生，在健身气功发展历史上，就曾出现行气、导引、存思、守一等不同的养生方法，而以导引为主的运动养生逐渐成为主流，健身气功也就成了养生的主要方式。医体分离指的是医学与体育的分离，医只是治，体只是防。防治结合指的是将医学治病与运动防病有效结合，形成健康的生命体。健身气功与医疗气功分属不同的领域，一个主防一个主治，二者既可相辅相成、合二为一，又可泾渭分明、一分为二，可依据广大人民群众的需求和社会的发展需要而定。

第二节　健身气功的现代理论基础

一、健身气功的生理学理论基础

生理学是研究生物体生命活动规律的科学。人体生理学是研究正常人体功能活动规律及其原理的科学，是医学的重要基础学科之一。

健身气功的生理学基础是神经体液调节，健身气功的调身、调息、调心，能够增强神经－体液系统的调节能力，改善机体自我调节功能，增强机体的自愈能力，以实现健身养生的效果。调身主要通过动功和静功来达到调节生理的目的，动功主要通过意念的引导进行全身规律性的运动来达到调节生理的目的，静功主要通过放松肢体、调整呼吸、大脑入静等保持身体的最佳生理状态。调息主要通过自动调息和主动调息来实现调节生理的目的，自动调息通过自然呼吸结合动作演练来实现神经体液调节，主动调息通过不同的呼吸频率、呼吸深度、呼吸周期、呼吸组合和呼吸内容等来定向影响自主神经系统的调节作用。调心入静时的神经活动可促使脑垂体增强愉悦感，进而通过遍布全身的受体，改善人体的自我调节功能，增强人体的自愈能力。国内外相关实验研究结果表明，合理进行以身体姿势、呼吸和心理调节为主要特征的健身气功锻炼，可以有效改善人体各项体质参数指标，提高身体素质。

二、健身气功的生化学理论基础

生化学，即生物化学，也就是生命的化学，是研究生物机体的化学组成和生命过程中的化学变化规律的学科。生化学运用化学的原理及方法探讨生命的本质，研究生物体的分子结构与功能、物质代谢与调节及其在生命活动中的各种作用。

健身气功的生化学基础主要体现在人体成分与代谢调节等方面。在人体成分方面，长期进行健身气功练习，可以调和气血、通经活络，能够促进血液循环，使血管变得富有弹性，肌纤维变得坚韧有力，蛋白质和糖原的储备增加，肌红蛋白含量和线粒体数量增加，线粒体酶的活性增强，从而有效提升耐力和柔韧性，减少运动后损伤和肌肉疲劳。在代谢调节方面，经过实验测试，健身气功锻炼对人体神经系统、消化系统、内分泌系统等都具有良好的调节作用。研究表明，健身气功可有效增强肠胃功能，促进人体新陈代谢和能量消耗，同时能够影响体内多种激素的合成与释放，并使其改变敏感性。研究还发现，健身气功锻炼能够调节神经－体液系统的功能，控制神经支配的内脏活动，起到调节人体生命活动的作用。

三、健身气功的病理学理论基础

病理学是研究疾病病因、发病机制、病理变化、疾病转归的一门医学基础学科。病理学根据疾病发生、发展和转归的规律，进而探明疾病的本质，为防病治病提供理论参考。

健身气功的病理学基础可从病因学、发病学、病理变化等角度进行阐释。从病因学角度而言，疾病是人体微循环系统发生变化引起的，微循环障碍是多种疾病的共同病理基础，长期进行健身气功锻炼可对人体微循环系统进行一定的调控，从本源上消除病理基础，使病理状态趋于正常。从发病学角度而言，疾病是"气滞血瘀"导致的，"瘀"是一种病理状态，是人体发病的病理效应，进行健身气功锻炼可使气血通达、滞瘀自散，从而避免疾病的发生。从病理变化的角度而言，机体功能代谢和结构变化是体内阴阳失衡引起的，进行健身气功锻炼可使体内阴阳得到调整和平衡，人体可由习练前的不平衡、不对称状态，发展成习练后阴阳平衡、阴生阳化、阴阳互根的身心俱佳状态。

四、健身气功的心理学理论基础

心理学是研究生物体心理现象、精神功能和行为的科学。运动心理学是研究运动中的心理现象和规律的学科。运动可以促进人的心理健康，减轻焦虑和抑郁，提高人的自尊心和自信心，提高生活质量和幸福指数。

健身气功的心理学基础体现在认知能力发展、情绪调节、性格优化和人际关系改善方面。在认知能力发展方面，进行健身气功的身、息、心练习，可使脑细胞供血充足且处于适度的兴奋状态，从而便于大脑进行良好的工作，降低大脑耗氧量和排除内外环境的干扰，增强脑细胞活动，进而有效发展认知能力，并避免用脑过度或过度兴奋导致的功能紊乱等情况的发生。在情绪调节方面，健身气功调心锻炼中的主动自我心理活动可调节机体的认知因素，健身气功调身和调息锻炼可调节机体的生理因素，进而便可有效改善机体的情绪状况。在性格优化方面，进行健身气功锻炼，能够有效减少习练者性格中的神经质倾向，降低习练者因不良性格行为所致的患病概率，优化习练者性格。在人际关系改善方面，进行健身气功锻炼，可以改善习练者的心境，从涵养道德、修身养性等方面优化习练者的人格，并为习练者提供人际交往的平台，进而有效改善习练者的人际关系。

第三节　健身气功的科学研究基础

一、健身气功的古籍整理研究

古籍，即中国古代书籍的简称。据统计，新中国成立以来我国已整理古籍约2.5万种（参考《柳斌杰谈（2011—2020年国家古籍整理出版规划）》），健身气功的古籍整理工作也从未间断。健身气功的古籍整理主要分为以下几种类别：一、气功专著的古籍整理，如中医古籍出版社整理出版的《养生导引法》等；二、养生导引的古籍整理，如中国医药科技出版社整理出版的《诸病源候论》《颐身集》《养生四要》等；三、气功内容的古籍整理，如人民体育出版社整理出版的《二十四节气导引》、中医古籍出版社整理出版的《中国气功功法大全》等。

健身气功的古籍整理研究是推动健身气功项目发展的关键，古籍记载的数百种传统养生功法是健身气功的核心内容。古籍整理研究有利于健身气功功法内容的传承发展，有利于健身气功功法体系的丰富完善，有利于健身气功功法在现实社会的普及推广。健身气功古籍整理研究不仅限于对古籍记载内容的整理，基于古籍对功法内容进行诠释、今译与再整理仍是推动健身气功项目发展的关键所在。

二、健身气功的复原编创研究

复原，即恢复原状；编创，是指按照一定的原则、规则或次序进行创制；复原与编创均属古籍整理学的主要研究范畴。健身气功的复原和创编工作由来已久，复原工作尤为著名的当属马王堆《导引图》的复原，复原后的《导引图》帛画还原了我国2000多年前的养生智慧，也推动了健身气功技术的发展。而在健身气功新编功法中，易筋经、五禽戏、六字诀、八段锦、十二段锦、马王堆导引术等均是基于古籍完成的功法复原与编创工作，大舞、太极养生杖则是基于古籍中的相关记载与图示完成的功法编创工作，这些都是健身气功复原编创成果的有力呈现。

健身气功的复原编创研究近年来取得了较大的发展，根据相关统计，古代养生文献中明确记载健身气功相关理论、技术与思想的多达数千册，其中记载的完整功法套路高达数百种，针对古籍中记载的健身气功功法技术的辨证施治、干预规律、健身功效等研究更是不断涌现。目前，以"传统体育养生功法复原与编创"研究为引领的国家级项目，业已完成"延年九转法、彭祖导引法、宁先生导引养生法、天竺国按摩法、婆罗门导引十二法"等相关功法的复原与编创研究工作，为健身气功研究打开了新的视野。

三、健身气功的运动处方研究

健身气功运动处方是以中医和健身气功基本理论为依据，以肢体导引为主要运动形式，以祛病强身、养生康复为主要目的，具有较强针对性的健身气功运动方式方法。健身气功运动处方的来源主要由流传于民间的气功健身祛病类小功法，或记载于古代典籍文献中的气功健身类运动处方组成。健身气功运动处方的类别可划分为以调节人体某一失衡健康功能状态为目的的疾病干预类运动处方、以提升人体某一健康功能状态为目的的健康预防类运动处方两种。国家体育总局健身气功管理中心曾连续三年公开向社会征集健身气功运动处方，并颁布了《健身气功运动处方研制指南》《健身气功运动处方师培训大纲（试行）》《健身气功运动处方师技术等级管理办法（试行）》。

四、健身气功的科学实验研究

实验，是根据研究目的，利用科学仪器和设备，在人为控制或特定的条件下进行的研究。健身气功科学实验主要从事的是医学科学实验，科学实验对健身气功的发展起着至关重要的影响，是界定科学与迷信分水岭的重要手段，是推动健身气功传播与发展的科学依据。

健身气功科学实验根据研究目的可划分为健康促进效果验证类、慢病干预效果验证类、干预机理机制探索类。健康促进效果验证类主要以健身气功功法技术的健康效果作为评判依据，其中以老年人为研究对象的居多。慢病干预效果验证类主要是针对各种慢性疾病展开的相关研究，其中以高血压、帕金森病、冠心病、慢性阻塞性肺疾病、精神障碍等慢病较多。干预机理机制探索类主要是通过科学实验来解释健身气功健康干预与慢病干预的原因和规律，是健身气功科学研究的核心所在。

思考题

1．健身气功的传统理论基础包括哪些方面？结合自己练习健身气功的体会和经验，思考健身气功传统理论的内容和特色。

2．健身气功的现代理论基础包括哪些方面？根据自身练功体会，思考健身气功现代理论的应用与实践。

3．健身气功的科学研究基础包括哪些方面？根据自己的理解，思考健身气功科学研究未来的发展方向和趋势。

第三章
健身气功的练功要素与锻炼要领

本章围绕健身气功的练功要素、锻炼要领，以及练功反应进行介绍，使健身气功教学指导者能够了解教学过程中哪些练功要素不可或缺，以及该如何把握锻炼要领，并不断地调整和完善教学的方法和策略。

第一节 健身气功的练功要素

　　健身气功的内容主要表现于"形体活动""呼吸吐纳""心理调节"三个方面，将"调身""调息""调心"融为一体的"三调合一"境界，是健身气功锻炼区别于一般体育运动的本质特征。

　　形体活动是健身气功的外在表现形式，包括对基本身型和肢体运动的调控。健身气功主要通过屈伸俯仰、升降开合等方法调控人的行、立、坐、卧四个基本姿势，达到形体的中正柔和、动作的圆活灵敏。健身气功不是短时间内身体的激烈运动，而是以特定的动作，循序渐进地调整人体的生理功能。通过习练功法，带动四肢乃至全身关节骨骼，进而牵动内脏各器官运动，逐渐提高全身肢体关节、韧带、骨骼的灵活性和协调性，从而起到柔筋健骨、疏通经络、调畅气血的作用。

　　呼吸吐纳是健身气功的内在呼吸方法，包括呼吸的形式和气息的出入，是健身气功习练的重要内容和环节。古人说"一呼一吸谓之息"，所谓息，不仅是指呼和吸的过程，而且还指一呼一吸之间的停顿。健身气功通过口型声音、意念动作、呼吸方法调控习练者的呼吸速度快慢、呼吸过程深浅、气息出入大小等，循序渐进，最后进入"吐惟细细，纳惟绵绵"的状态，达到吐故纳新、强壮脏腑、静心止念等效果。一般而言，呼吸指运动中的口鼻呼吸，也可称为外呼吸，有自然呼吸、腹式呼吸、提肛呼吸、闭息等形式；吐纳，主要指练功过程中的内呼吸，表现为内气的升降、开合、出入。

　　心理调节是健身气功无形的内在意识活动，主要指功法习练中，习练者对自我的精神意识、思维活动、情绪情感等进行调节，最终使思想进入恬淡安静的状态，或者说"入静"。根据健身气功目前的教学经验和实践，心理调节的内容可概括为"意守"二字。意守的方法主要有以下三种方法。一是"意守身体放松法"，即在保证身型和动作姿态正确的前提下，有意识地放松身心，同时引导身体各部位从上到下或从下到上、从里到外或从外到里进行逐一或整体的放松，在功法的预备势、收势中最为常用。二是"意守身体部位法"，通常意守的部位为丹田、百会、会阴、涌泉、劳宫、少商等重要穴位，既有助于排除杂念，也有助于疏通气血、调节脏腑。三是"意守动作过程法"，即在练功过程中意想动作规格是否正确、动作路线是否准确、练功要领是否得法等。另外，还有"意守体外对象""念诵字音""意想呼吸"等方法。需要注意的是，练功中的意守是非强制性的注意力集中，这种意念活动的特征在于轻松专一，排除杂念，以防散乱，从而保持恬静健康的心理状态。

三调合一是一种操作境界，是在习练健身气功过程中获得的一种主观感受。习练者可以借助一些方式方法，去体会和判断是否进入或者处于这种境界。这类方式方法有很多，可以是对境界的描述，也可以是对练功过程的叙述，或者是制造某种环境而在刹那间进入，但不可能像完成调身那样，单纯通过对姿势和动作的模仿就可以实现。常见的有合并法和引申法。所谓合并法，顾名思义，就是将"三调"内容逐次合并操作的过程，一般要经历三调分离、三调协同、三调合一三个过程。这个过程因人而异，或长或短，或难或易。合并法中，三调协同是进入三调合一状态的一个重要过程。所谓引申法，顾名思义，是一种由点到面的方式，其操作模式是以三调中任意一调的操作内容为核心，并将其操作至极致状态，即三调合一状态。在三调合一的状态下，人的形体、动作、呼吸和心理自发调节，形成了相互之间的和谐，或者说是达到一种均衡状态。随着练功的深入，这种状态就会逐步稳定，人体内的各种不适会逐渐得到缓解，甚至消失。

第二节　健身气功的锻炼要领

健身气功将人的身体和精神归纳为"形"和"神"，而将"气"看作联系"形"和"神"的纽带，从而使三者形成一个有机的整体。正所谓："形者，生之舍也；气者，生之充也；神者，生之制也"。在健身气功锻炼中，以调身、调息、调心（神）来分别对应人的"形""气""神"，使三调成为锻炼时的基本要素。习练健身气功必须围绕这三个要素并遵循以下锻炼要领。

一、动作正确，路线准确

不管是何种功法，在习练时都要求清清楚楚地表现出每一个动作的运动路线、习练要领和动作规格，以形成正确的动作动力定型。一个完整的动作通常包括身体姿势和身体部位运动的轨迹、时间、速度、节奏，以及动作与呼吸的相互配合、动作中的心理调节等要素。对于初学者来说，习练时不要强求每一个动作的力度都能做得很到位，但要求动作路线必须准确，姿势必须正确。如果形体动作一时不能到位，意识也要到位。对于难度较大的动作，习练时不能贪多求快，而应在每次练习时有所侧重、循序渐进，逐步达到掌握动作要领的目的。

二、心静体松，呼吸自然

心静体松要贯穿健身气功习练的始终，松指精神、形体两方面的放松，静指思想和情绪上的安静，静是松的基础，松有助于入静，松静体现在意念、呼吸、姿势、动作等各个方面。在进行健身气功锻炼时，要做到关节肌肉尽可能地放松，肌肉筋骨全部松开，气才能自然顺畅，"气遍周身不停滞"。松是舒展，而不是软沓和内缩，形体舒松气自顺通，才能达到体松、意静、气运自然的要求。静不是思想静止，而是神不外驰，精神内守，以一念代万念，排除外来的一切干扰。入静才能心安，心安才能达到充分发挥机体自然调节平衡的功能。因此，只有在精神放松、意识平静、呼吸自然的情况下，才能做到意随形走、意气相随，实现健身、养生。在健身气功的习练过程中，常用的呼吸方法有自然呼吸、腹式呼吸，腹式呼吸又分为顺腹式呼吸与逆腹式呼吸两种。无论哪一种方法，都要求呼吸自然、柔和、流畅，不刻意闭气和憋气。随着对动作的熟练掌握，呼吸会自然地和动作相配合，一般的规律是以伸展动作配合呼气、收缩动作配合吸气，发力时呼气、蓄劲时吸气等。总之，呼吸和动作放松自然、协调配合，才有利于促进全身气血的运行。在习练初期，由于习练者不熟悉动作，往往容易出现动作不协调、表情不自然、身心不放松等现象。因此，这一阶段的习练者首先要注意克服紧张情绪，呼吸顺其自然，培养自己调控身心状态的能力，才能逐步达到心静体松的状态。

三、中正平稳，柔和缓慢

在健身气功的习练中，只有动作中正才能做到心平气顺、心静体松。因此，习练时动作一定要自然、平稳，节奏要缓慢、协调，以做到姿势中正柔和、体态端正安舒，达到意气相随、以气运身、开合自然、中正柔和的练功要求。传统医学认为，精、气、血、津液是人体的物质基础，而精神是精、气、血、津液的生理活动和病理变化的调控者和外在表现。精神内守，神气旺盛，精、气、血、津液才能正常化生和转化。因此，随着习练技术的提高，习练者除了能熟练自如地掌握动作外，还要注重表现功法的神韵和内涵，把放松自然的神态和充盈生动的神韵统一表现在中正平稳、柔和缓慢的功法动作中。

四、以形导气，气韵生动

"气"不仅指引起肺部变化的呼吸之气，还包括循行于经脉中的气血之气。因此，气在经脉中的运行和在肺部的运动都是有其自身规律的，这个规律不以人的意志为改变，人只能顺应这个规律。因此，健身气功通过舒展大方、柔和缓慢的动作导引来引导身体气血的运行和呼吸的变化。气韵生动，是指通过精神的修炼和形体的锻炼，促进真气在体内的运行，使动作表现出意气相随、以气导形、舒展大方、柔和平稳的神韵。

五、松紧结合，动静相兼

健身气功除了要求动作柔和、缓慢外，更多强调的是动作必须松紧结合、虚实相间，在松紧虚实中体现出动作的动和静。"松"，是指动作导引时人体各关节、肌肉等组织的放松，也就是虚。"紧"，是指动作导引中躯干与四肢缓慢而适当地用力，也就是实。"动"，是指意识下的动作导引。"静"，是指在动作导引中看似略有停顿，实则动作的内劲没有停，肌肉继续在用力，保持牵引抻拉的劲力。无论动作是松还是紧、是动还是静，都是阴阳学说在健身气功中的体现。

六、循序渐进，持之以恒

健身气功功法虽然简单，但要掌握纯熟，仍然要通过长时间的练习和体悟。在健身气功的习练过程中，倡导一步一个脚印，由简到繁，循序渐进，打好基础，勤于思考，善于总结，不骄不躁，逐步掌握和提高。另外，习练健身气功还要不断克服各种困难，要有坚持不懈的品质与持之以恒的意志。俗话说"冬练三九，夏练三伏"，习练健身气功要刻苦，不能操之过急，时练时停，取捷径，半途而废，要有决心和毅力，持之以恒。这样才能提高人体对外界环境的适应能力，才能产生对运动的兴趣，提高运动技能，培养勤学、自觉、勇于探索的良好习惯和意志品质。

第三节　练功反应

健身气功习练者在练功过程中出现的身心变化称为练功反应，一般有良性、中性、不良等正常反应和练功偏差等异常反应。

一、良性反应

习练者在练功结束后或练功一段时间后，感觉身心舒适、轻松愉快、精力充沛、头脑清醒，并且原有身心不适感明显减轻或消失的现象称为良性反应。良性反应在健身气功习练者产生的反应中占绝大多数，有此身心效验的习练者应坚持锻炼，不可荒废练功。

二、中性反应

习练者在练功过程中身体出现"痛、痒、冷、暖、轻、重、涩、滑"（另有"掉、猗、冷、热、浮、沉、软、坚"之说）等所谓"气感"现象的称为中性反应。有以上古人所谓"八触十六景"的身心效验的习练者皆属于正常反应，可继续坚持练功，但不可有意识去加强"气感"。

三、不良反应

由于练功不得要领，习练者产生身心不舒适的现象称为不良反应。此类身心效验现象出现得较少，有此身心感受者不必大惊小怪，更不要产生心理负担，改进练功方法或停止练功后，身心不舒适的感觉就会消失。如果习练者坚持锻炼，需要遵循练功原则和要领，运用"视、听、嗅、触、动"等实际刺激来克服"浮、沉、宽、急"等问题，并且需要随时调整运动量，避免过度疲劳。

四、练功偏差

习练者在练功过程中或练功一段时间后出现身体或精神的异常反应称为练功偏差，一般有躯体上的"走火"和精神上的"入魔"两类反应。但有此类身心效验者极少，尤其在习练国家推广的健身气功方面，截至目前尚未出现一例练功偏差。

出现练功偏差现象的根本原因是习练者违背客观规律，盲目运用"三调"，随意调控自我身心。出现这种情况的原因既有遗传因素，也有练功不得法、调息不当、动机不纯、不良心理暗示和缺乏科学指导等因素。

纠正练功偏差须以预防为主。第一，习练者要择功准确，要习练国家体育总局健身气功管理中心发布的健身气功功法。第二，习练者需要择师指导，要在国家体育总局健身气功管理中心批准的健身气功教练员或社会体育指导员中寻找名师。第三，习练者不得随意自练未经批准的其他气功功法，不可迷信盲从。第四，对练功中出现的各种现象要泰然处之，既不追求，也不惧怕，顺其自然。如习练者早期出现练功偏差可进行自我纠正，如"三调"不当、练功不得要领者可降低目标，自然放松，进一步揣摩动作要领并进行适当调整；如习练者出现难以自我纠正的偏差，应停止练功，及时就医。

思考题

1. 如何理解"三调"之间的关系？

2. 如何才能达到"三调合一"？

3. 练功反应有哪些，如何预防练功偏差？

第四章
健身气功的教学

本章围绕健身气功的教学方面，主要对教学特点与原则、教学阶段与步骤、教学内容与方法、教学评价、组织与安排等内容进行介绍，使健身气功教学指导者能够采用科学、有效的教学方法进行日常教学活动。

第一节　健身气功教学的特点与原则

一、健身气功教学的特点

健身气功教学是指教师通过教学活动，把健身气功知识、技术有目的、有计划、有步骤、较系统地传授给学员，使学员了解并掌握健身气功的理论知识、具体功法、练习方法等内容。根据健身气功的特点、教学的目的与任务及教学活动中双边的具体情况，健身气功教学既有体育教学的一般特点和共同规律，同时又有自身的教学特点和特殊规律。认识这些特点，对于做好健身气功教学，提高教学质量，促进健身气功科学进步，推动健身气功事业发展，都具有十分重要的意义。

（一）教学目标单一性

目前的健身气功教学不同于学校教育中的教学，其目标较为单一，任务也较为单纯。一般情况下，其教学目标是在有限的时间（一般少则一天，多则几天到十几天）内，让学员学习某一功法及有关理论知识和练功常识，掌握某一功法的锻炼方法和要领，了解健身气功对自我调节、防治疾病、延年益寿的重要作用，培养自我锻炼的兴趣和能力等；同时帮助学员树立正确的世界观、人生观、价值观，培养学员的道德涵养。这需要教师根据一系列相关因素来制定教学目标，既要让学员掌握动作，又要把握好学员个性需求的全覆盖。

（二）教学对象多样性

健身气功教学虽然同其他教学一样，是由教师和学员组成的一种双边活动，但健身气功教学中没有统一的学习门槛，教学对象年龄跨度大，健康状况不同，文化水平参差不齐。可以说，健身气功教学对象是比较宽泛的、多样的。因此，针对教学对象差异性比较大的特点，健身气功教学实践中一定要注意因材施教。

（三）教学内容针对性

健身气功教学不同于学校教育，没有专业培养目标，没有完整的课程设置体系，也没有统一的修业年限，不可能将气功科学知识系统地传授给学员。因此，一般情况下，学员只能围绕某一具体功法，了解相关基础的健康理论和保健知识，学习其源流、原理和练功常识等。健身气功教学的教学内容是围绕学习和掌握某一具体功法并用其进行健身锻炼或防病治病而设计的，具有针对性。

（四）教学方法适用性

健身气功是一门健身养生的学问，因此，健身气功教学中一定要遵循适度运动、量力而行的原则。在具体教学实践中，教师可根据学员的健康状况、心理素质和对运动负荷的承受能力，以及所授功法的特点，本着运动量由小到大、逐渐增加的原则，合理地运用教学方法。由于不同的功法引起的机体变化有所不同，通常不宜同时习练多种功法，而且应尽量避免在习练一类功法未达到一定水平时就不断更换功法的做法。教师科学地选择教学内容和方法，循序渐进地传授知识和技能，这样才能帮助学员达到强身健体、养生康复的目的，从而保持练功的有效性和持久性。

（五）教学组织灵活性

健身气功教学面对的教学对象较为宽泛，教学主要围绕某一具体功法进行，因此，对健身气功教学的组织形式要求限制少。例如，既可以是数百人、上千人的大班授课，又可以是一人、数人或几十人的小班教学；既可以在户外较空旷的场地进行，又可以在室内场地进行，只需保证安全安静、空气流通即可。就学习人群来说，男女不限，长幼无别，文化程度高低不计，职业身份不论，因此教学组织形式比较灵活。在教学中，教师要注意教学方法的合理运用，强调教学安全，保证教学质量。

二、健身气功教学的原则

教学原则是根据教学目的、教学规律而制定的指导教学工作和有效进行教学必须遵循的基本要求。它对教学中的各项活动起着指导和制约的作用。健身气功教学的原则是人们在长期气功教学经验的基础上，经过理论提炼而制定的教学要求，既是健身气功教学过程本质规律的客观反映，又是指导健身气功教学实践的基本原理，同时也接受教学实践的检验。

（一）科学性与思想性相结合的原则

任何知识体系都是建立在一定的世界观和方法论基础上的，任何科学知识，就其总体来说，都包含了一定的思想。因此，任何教学都直接或间接地在不同程度上具有思想教育的作用，健身气功教学也不例外。在健身气功教学过程中，教师既要传授学员健身气功知识，又要对其进行思想道德教育。

科学性与思想性相结合的原则要求在健身气功教学中注意正确地阐述有关健身气功的科学事实和概念，积极介绍最新的健身气功知识，恰当分析健身气功机制与健身原理，对于那些已被科学和事实证明是错误的理论和封建迷信思想与观点，要加以说明和批判。

（二）传授知识与增进健康相结合的原则

掌握健身气功知识和增进身体健康，这两者既有区别又有联系，两者互为因果。在健身气功教学中，教师既要向学员传授气功知识，又要通过健身气功教学提高学员的健康水平。

传授知识与增进健康相结合的原则要求教师在向学员传授气功理论知识和练功方法的同时，指导学员学习气功知识，了解气功原理；掌握正确的练功方法，明确气功作用，树立气功健身的信心；通过系统、科学、正确地进行锻炼，达到强身健体、促进健康、防治疾病，益寿延年的目的。

（三）直观思维与实践活动相结合的原则

在健身气功教学中，要充分利用各种方式，发挥学员的各种感官作用，启发其积极思维，调动和激发其悟性、积极性，使其正确理解功理和练功效应，体验练功中的良好感觉，以更好地掌握气功知识和练功方法，完成学习任务。

健身气功教学，尤其是动功教学中，教师可以通过动作示范，帮助学员了解动作形象、结构及方向、路线、起止点，让学员形成动作表象和感性认识。同时，教师讲解时要简洁，要深入浅出地讲解入静、放松、自然状态下的意识活动特征，让学员通过分析、思考、理解，去把握练功要旨。健身气功教学中，教师还必须坚持身体力行锻炼，做到身、息、心三位一体发展。

（四）统一要求与区别对待相结合的原则

任何教学中学员的个体差异都是客观存在的，教师要面向全体学员，根据他们的一般情况确定教学任务和教学目标，选择教学方法和手段，同时对个别学员实行特殊照顾。尤其在健身气功教学中，学员年龄差异、健康状况差异、心理状态差异、学功目的差异等更为显著。因此，教师应按照学员的不同特点和实际情况，采取不同方式方法及标准组织教学，既要照顾到全体又要考虑到个别。对年老体弱者、失去生活信心者，要鼓舞士气，使其树立信心；对文化水平不高、缺乏气功常识者，要耐心讲解，特别关照，助其学练。只有将一般情况下的统一要求、标准与特殊情况、个体差异结合起来，才能使人人都有所进步、有所发展，总体上有改变、有提高，这样才能更好地完成教学任务。

第二节　健身气功的教学阶段与步骤

一、健身气功教学阶段

教学阶段是学员在教师的组织和指导下，通过教学活动掌握知识、技术和技能的过程。根据动作技能形成的规律，以及健身气功功法的特点，本着由易到难、由浅入深、循序渐进的原则，健身气功教学通常可分为三个阶段。

（一）初步建型泛化阶段

初步建型泛化阶段的主要任务是使学员对动作有初步的了解，粗略地掌握动作姿势、方向、路线、起止点等，形成感性认识。对新的功法动作内容，教师通过示范、讲解等，让学员先形成一个粗略的概念，然后教师指导学员进行练习，使其初步形成有关动作的表象认知。

在这一阶段，学员的大脑皮层内抑制过程尚未确立，因此大脑皮层中的兴奋与抑制都呈扩散状态，条件反射形成不稳定，会出现泛化现象。在此阶段，学员只对功法动作具有感知，对其内在规律并不完全理解，因此动作表现往往是紧张、不协调的，易出现多余动作等。因此，教师在初步建型泛化阶段的教学过程中不应过多地强调呼吸节奏和动作细节，应关注动作的节分点和学员在掌握动作中出现的主要问题，达到使学员初步掌握动作的目的。

（二）配合运用分化阶段

配合运用分化阶段的主要任务是让学员经过重复练习功法动作，巩固正确动作，消除多余和不协调的动作，纠正错误动作。教师正确示范和讲解，使学员掌握动作要领，做到姿势正确、方法清楚、动作舒展。教师通过示范带领练习和口令指挥练习，强调掌握动作细节，进一步纠正学员动作，要求学员做到动作准确、规范。在熟练掌握动作后，学员要有意识地注意呼吸配合，掌握起吸落呼、开吸合呼、先吸后呼、蓄吸发呼等基本的呼吸规律，呼吸由不自然到自然。

（三）巩固提高自动化阶段

巩固提高自动化阶段的主要任务是让学员通过进一步反复练习，不断巩固运动条件反射，建立良好的动力定型，使大脑皮层的兴奋和抑制在时间和空间上更加集中和精确。在这一阶段，学员不仅动作准确、熟练，有较好的协调性、连贯性，而且随着运动机能的巩固和发展，动作出现自动化现象。在正确姿势自动化前提下，身体各部位肌肉就会保持放松，做到舒适自然。教师在教学中应阐明肢体动作与呼吸、意念的配合，帮助学员掌握动静相间、松紧变化的调节时机。随着体察周身的自然松沉、功法的纯熟，学员应充分理解动作的内涵和意境，使周身内外和谐，逐渐体会形、气、意协调统一，从而达到"形神俱妙，身心一如"的状态。

在健身气功教学中，功法动作形成的不同阶段并不是截然分开的，而是交替盘旋、逐渐过渡的。每个过程的递进和持续时间的长短，受许多因素的影响：既与教师的教学经验、教学方法、表达能力有关，又与学员的学习、理解、掌握能力有关。因此，教师要善于在学员掌握动作技能的不同阶段，选择并采取有针对性的教学方法和练习手段。学员也要在了解自己的前提下，充分调动主观能动性，勤思考、默识揣摩，与教师共同努力，以达到目标。

二、健身气功教学步骤

健身气功功法由若干动作组成，每个动作包含着方法规格、方向路线、功架结构、劲力方法、意气神韵等要素。教师在教学实践中应根据运动技能形成的规律，通过一定的步骤使学员逐步掌握功法动作及其内涵。另外，健身气功教学的目的在于使学员了解健身气功的特点，掌握健身气功的基本动作和功法，培养对健身气功的兴趣，从而增强体质，提高防病治病能力。因此，教师在安排教学活动时，应注意每个环节的连续性和渐进性。健身气功教学一般分为以下几个步骤。

第一步，介绍健身气功功法名称、特点、功法分类及要求。在开始教学前，教师先将健身气功功法的名称、特点、功法分类及要求等向学员做简单介绍，使学员对健身气功有一个初步的了解；同时也使学员知道，学习健身气功是为了强身防病、延年益寿。例如：在教授健身气功·八段锦的第一堂课时，教师先要对八段锦的起源、流派进行介绍，使学员对功法有一个简单的认识；然后介绍功法的特点（立身中正，神注庄中，松紧结合，动静相兼）。在介绍功法时也要注意健身气功与传统功法的区别，如八段锦分为立式八段锦和坐式八段锦，教师要说明所教授功法的属性和分类。

第二步，示范与讲解健身气功基本动作。示范是教师用直观形象的语言或动作对学员进行演示，使学员通过模仿学习掌握动作要领和技术要求的教学方法。一般在教学中都要做示范。示范动作一般应先由教师做一遍，然后再让学员进行模仿练习。此时应注意，为了使学员更容易理解，教师应当将动作进行分解教学，运用口令的形式带领学员学习，讲解应清晰明了，使学员更快地记住动作。如在教授健身气功·八段锦第一式"两手托天理三焦"时，教师可以将第一式动作分为六个节拍，此阶段只需说明动作要求即可：

手下落，两手从抱球桩位置下落到小腹前（衔接上式动作要具体说明）；

两手交叉（手的位置与手型、步型要求等要具体说明）

两手上托至胸前（身体重心、手的路线等要具体说明）；

两臂上托至头顶（头部要求、手的路线和位置等要具体说明）；

下颌内收（肘关节、头部动作等要具体说明）；

两手下落（身体重心、手的路线等要具体说明）。

第三步，讲解基本动作要领，强调动作的重点和难点。在讲解基本动作要领时应注意从简单到复杂、由易到难，以保证教学的质量。教学时教师应先进行示范，再加以讲解，最后带领学员做完整的动作练习。教师在带领学员进行一定次数的练习，学员初步掌握了动作后，应着重强调动作要领和注意事项，使学员真正理解动作内涵及要领，了解功法的作用、意义，并掌握正确的动作姿势。

第四步，帮助学员掌握健身气功功法的风格特征，提高其演练水平。教师通过对动作性质、风格、节分点的分析，进一步讲解形体、意气、精神的统一方法，并通过指导，使学员体会"形神兼备""松紧相兼""动静相辅""内外合一"的演练技巧，突出功法的特点及演练风格。

第五步，指导学员通过练习不断巩固与提高。这一步要求教师组织学员进行认真练习，分解及完整练习功法动作。这个阶段教师可安排学员进行集体练习，也可安排学员分组进行练习。教师通过口令指挥练习，提示要点，发现错误时及时纠正学员动作。学员不断进行练习，教师进行辅助并把握课堂节奏。同时，学员对前四个步骤所学的动作技术、呼吸配合等进行巩固和提高，形成动力定型。

第三节　健身气功的教学内容与方法

一、健身气功教学内容

教学内容是组成教学过程的基本因素之一，是实现健身气功教学目标的重要条件，也是教师和学员开展健身气功教学活动的依据。健身气功教学内容是指教给学员的健身气功科学知识，即学员在有限的时间内能学习到的内容、掌握到的方法和技能。基于此，健身气功教学内容应包括：气功科学的有关理论、原理；功法的专门知识，如功理功效、练习方法等；健身气功的一般知识，如基本常识、注意事项、防偏纠偏等；健身气功的生理学、解剖学基础和健身机制等。

健身气功教学内容的选择是根据教学目标进行的，具体由教学计划、教学大纲和教材组成。教师课堂的口头讲授和平时的语言讲解，应当以计划、大纲、教材为依据，尤其要以教材为蓝本。

（一）健身气功教学计划

教学计划是教学过程的主要依据，其一般包括培养（课程）目标、学习时间和分配、课程安排、主要内容、具体要求、教学环节和教学进度。教师应根据不同学习班、培训班等制订相应的教学计划。

（二）健身气功教学大纲

教学大纲是根据教学计划、目标任务、教学要点而编写的教学指导性文件，以纲要的形式规定每个学员必须掌握的理论知识和基本技能，也规定了教学进度和教学方法的基本要求。其包括两部分：一是说明部分，主要内容包括教学目的与任务、选择教材的主要原则与依据、教学方法的建议等；二是正文部分，具体列出教材的篇章节目、教学内容要点、课时数、练习的内容与练习时长，以及其他教学活动的时间安排，能够反映出健身气功教学的主要知识结构和实施措施等。

（三）健身气功教材

教材是依据标准编制的、反映学科内容的教学用书，是教师进行教学的主要依据，是学员获得系统知识进行学习的主要材料。其包括教科书、讲授提纲、参考书、活动指导书及各种视听材料等，是大纲的具体化。

二、健身气功教学方法

健身气功教学方法是为完成教学任务，在教学过程中向学员传授知识、技术、技能而采取的途径、手段和措施。教师要根据不同的教学任务、运动特点，以及学员的具体情况，正确地选择教学方法。在教学过程中，既要发挥教师的主导作用，又要发挥学员的主体作用。根据健身气功的教学特点，这里介绍几种常用的教学方法。

（一）语言法

语言法是健身气功教学中常用的教学方法，是教师通过语言表达的方式向学员描绘情境、叙述事实、解释概念、论证原理、阐明规律、传递知识及指导学员练习，以达到教学要求的方法。从学员角度讲，听讲是获得健身气功知识的主要途径。语言法在健身气功教学中的主要运用形式有讲授与讲解、暗示与诱导。

1．讲授与讲解

健身气功科学知识是总结前人练功实践经验的成果而形成的理论，具有高度的概括性和深刻性，因此，讲授与讲解在健身气功教学中非常重要。在教学中，教师系统地向学员讲授与讲解健身气功理论，才能使学员在较短时间内获得大量的健身气功知识，从而使学员深入理解和掌握健身气功知识的内在联系及实质。同时，在讲授与讲解中，教师以自己理解问题、论证原理的思维方法去指导学员理解教学内容，也是学员发展其思维能力、形成科学世界观的重要途径。就一般情况而言，学员不经教师指导，仅靠读书和自练获得健身气功知识，所付出的时间、精力较多，所得到的知识较少且较肤浅。

2．暗示与诱导

暗示是指学员在学习健身气功的过程中，通过提示性的默念如"放松""入静""气沉丹田"等来暗示自己的一种无声的语言形式。诱导是教师在指导学员练功过程中通过简单而良性的语言对学员进行引导，以使其按练功要求进行练习，避免出现浮躁、不安、杂念丛生、难以入静等现象，达到松、静、自然的状态；或者用简单词句引导学员练功的意识活动，使其进入愉悦境界。

（二）练习法

健身气功教学一个重要的方面就是传授健身气功实践技能，即传授正确的功法动作和具体的练功方法。这是由健身气功活动和锻炼的特点所决定的，这一特点决定教学中必须要有专门的练习。健身气功教学中的练习法是教师根据教学任务的需要，指导学员通过身体参与，即姿势、动作、呼吸、意念活动等进行反复习练的方法。学员学习某一功法，要想掌握练功要领，提高练功水平，增进功力，锻炼身体，增强体质，就需要反复、认真练习。因此，练习是健身气功锻炼基本的、重要的形式和方法。

（三）直观法

直观法是健身气功教学中通过一定的直观方式，作用于人体感觉器官，引起感知的一种教学方法。由于人对事物的认识是从感觉器官对事物的感知开始的，因此，健身气功教学中的直观法对学员掌握教学内容、达到教学要求有重要的意义。

健身气功教学中的直观法主要用于动功教学，也用于静功的调身。常用的直观法主要是动作示范。示范时，要有明确的示范目的，示范动作要正确、熟练，示范要有利于学员观察，同时示范要与讲解、启发学员思维相结合，目的是使学员了解所学动作的形象、结构、技术要领和完成方法，便于学员建立动作的表象认知。

（四）讨论法

讨论法是学员在教师的组织下，就健身气功教学内容中的有关问题，或自己在习练中出现的感觉和体会进行讨论、交流的一种教学方法。以学员的独立活动为主，将教师指导、学员个人独立钻研、集体讨论交流三者结合起来，是讨论法的基本特点。

　　教师使用讨论法，一是有利于发挥学员在健身气功学习中的主体作用，调动其独立学习的积极性，使其在健身气功活动中处于主动、积极的状态；二是能在新奇疑难等问题上促进学员对健身气功知识的理解、应用、扩展，以及培养学员对所学健身气功理论知识进行深入探究的精神；三是能使学员的自学能力、思维能力、表达能力得到实际锻炼；四是在讨论中相互交流感受和体会，能让学员相互促进、共同提高，有助于提高整体教学质量；五是学员在讨论中的发言和表现，能表明其对功法的理解和掌握情况，教师可及时发现学员在学习和练功中存在的问题，并据此采取措施，正确引导，以提升学习和练功效果，进而提升教学效果与质量。

　　同时，健身气功教学中静功部分主要表现为意念活动，学员学习和掌握得怎样、达到什么程度、存在什么问题，教师无法直接观察掌握，因此，教师可以通过讨论的方法来掌握。

（五）完整与分解教学法

　　完整教学法是对一个动作从开始到结束，不分阶段，完整进行教学的方法。分解教学法是把一个较复杂的动作，按照其结构合理地分成若干步，然后逐次进行教学，最后使学员掌握完整动作的方法。

　　教师应该在吃透教材的基础上，针对学员的具体情况灵活运用这两种教学方法。一般来讲，简单动作应进行完整教学，复杂动作应分解教学。在分解教学中，应先进行完整示范，使学员建立完整的动作概念，然后再采用分解教学的方法，使学员能仔细地体会动作的细节，更好地掌握动作要领，最终达到掌握完整动作的目的。

　　完整教学法与分解教学法并不是截然分开的，教学中可结合运用这两种方法，在完整中有分解，分解中又有完整，两种方法互补运用，才能使学员全面掌握所授内容。

（六）相互观察与帮助法

　　相互观察与帮助法是指教学中，在教师的统一指导下，学员之间相互进行观察、帮助、交流的方法。此法在现代的群众性大班化的健身气功教学活动中，尤其重要。

　　由于在大班化的健身气功教学中，常常是一名教师教几十名甚至几百名学员，在这种情况下，仅靠教师一个人的组织、指导和保护，是远远不够的。这就必须发挥学员的群体作用，利用学员之间一对一、一对多或多对一的方式进行相互观察、帮助及纠正错误。运用这种方法能增强学员的责任感；同时，也能调动学员学习的主观能动性，从而提升教学效果，在一定程度上还可以避免健身气功练习中出现因练功不适而晕厥、摔跤等。

（七）预防和纠正错误法

预防和纠正错误法是指教师针对学员在学习健身气功中产生错误的原因，选择有效的手段，及时预防和纠正错误的一种方法。

在健身气功教学中，运用预防和纠正错误法，要把重点放在预防出现错误上。为此教师应做到课前认真备课，吃透教材，抓住重点、难点，在教学中向学员传授正确的功法概念。教师选择的教法应契合学员的实际情况，不能超出学员接受能力的范围。此外，教师应预防负迁移效应。由于各种功法都有自己的特点，有的学员学过其他的功法，教师应及时讲解不同功法之间的异同之处，防止由于不同功法之间的负迁移效应而出现偏差。

在预防的基础上，教师必须高度重视并及时纠正已发生的错误。教师应该做到发现学员练习中有错误时，首先找出其产生错误的原因，然后据此采取纠正措施。学员在练习中可能会同时产生多个错误，教师在纠正错误时，切不能所有问题同时抓，否则会使学员无所适从。如果发生这种情况，教师应该首先抓住主要错误，然后逐个加以纠正。在纠正错误时，注意对共性错误进行集体纠正；对一些个性错误，采取个别辅导的方式纠正。在纠错过程中，教师对学员要耐心启发、细致热情、积极鼓励，以增强学员纠正错误的信心。

（八）多媒体教学法

多媒体教学法是一种结合多种媒体元素的教学方法，如文字、图片、声音、视频等，以增强教学效果和学员的学习兴趣。在健身气功教学中，利用多媒体教学能充分展示动作的结构、过程、关键、要领与细节，为学员建立正确的动作概念提供生动、形象的直观方式；同时，还可以加深学员对教材的理解、领会，便于其分析动作要领。多媒体教学有助于学员反复观看技术动作，更细致、更直观地进行分析，以完整、准确地了解和掌握动作的全过程与难点、关键点。适当地运用多媒体教学，可丰富教学内容，这对增强学员学习兴趣、提高教学效率有着重要的意义。

第四节　健身气功的教学评价

教学评价就是对教学过程中的"教"与"学"做出价值评定。进行价值评定的过程中要参考教学的目标，要采用合理的方式和标准。教学评价包括对学员、教师、教学策略、教学内容、教学环境等各方面的评价，其中，最主要的是对学员学习效果和教师教学质量的评价。教学评价的目的不是评定学员成绩的好坏或教师教学质量的优劣，而是在于了解学员各阶段的学习状况，发现教与学中的问题，为优化和改进教学各环节提供依据。教学评价不仅有助于加强教学管理、总结经验、互相交流、评价教师的教学能力和工作态度，而且还可以促进教师更好地钻研技术、研究教法、提升每次教学的效果。同时，通过定性、定量分析，教师可以发现教学中存在的问题，找出有针对性的解决办法。因此，对教学进行评价是提高教学质量的有效途径之一。

对健身气功教学进行评价，需要将教学分成若干个相互联系、相互制约的部分，有机地构成一个完整的评估体系，这样可以从不同部分进行评估，做出准确的判断。

第五节　健身气功教学的组织与安排、课程的内容与任务

一、健身气功教学的组织与安排

教学组织与安排是指在教学过程中，为提升教学效果而采取的一系列组织形式的总称，是教学中非常重要的部分。健身气功教学的组织与安排包括教学计划的制订、教学内容的选择、教学方法的选用、教学资源的利用等方面。

健身气功教学的组织形式是与教学的内容、方法紧密相连的，一般可分为集体式、分组式、个人式及自由式等。至于采取哪一种组织形式，要根据教学目标及客观条件来定。教师应该避免使用单一的形式，协调使用几种形式才能更有针对性地完成教学任务。从一种形式向另一种形式过渡时，要特别注意协调和节省时间，以便在规定的时间里达到最佳教学效果。

根据教学程序及其内容的不同，相应地采取个人、小组、集体等组织形式进行教学，并根据教学任务的需要，运用多种方式进行同一练习，这样可以有效地帮助学员调整运动负荷，充分调动其积极性，并广泛发展学员的适应能力。教学安排要遵循负荷的一般规律，基本要求是将主要的练习放在学员精神和体力充沛的时刻进行。因此，教师要考虑学员的水平、个人特点和精神类型，采取分别对待和结合全局安排的方式进行教学。

二、健身气功课程的内容与任务

制定健身气功课程的内容与任务是健身气功教学的首要环节，是选择组织形式和安排运动负荷的重要依据，其始终贯穿于整个教学过程。健身气功课程通常分为以下几个部分。

（一）开始部分

开始上课时，一般先整理队伍，清点人数，记录考勤（有没有见习等），师生互相问好。教师宣布本节课的内容与任务，提出课堂要求。

（二）准备部分

准备部分一般由功前准备或热身组成。健身气功课的准备部分不仅是身体上的准备，还包括呼吸和意念准备。身体准备，通常通过活动身体各个部位的简单动作或跟课程教学内容相关的简化动作来进行；呼吸准备，通常通过站立或配合动作进行有意识的呼吸调节来进行；意念准备，通常采用使学员意念集中、心神宁静的气功动作和口令词来进行。

（三）基本部分

基本部分是健身气功课程的重点，也是完成教学任务的关键。其所花时间应占单次课程总时间的 60%~70%。

此部分教学内容包括动作名称、动作要领、动作要求、重点与难点、教学方法与步骤、易犯错误及纠正方法，以及学员的组织形式、练习方法、练习次数与强度等。如果是复习加上学习新内容，还需增加复习的内容、次数、方法等。

（四）结束部分

结束部分是一节健身气功课程的重要组成部分，是使学员逐渐恢复到练习之前安静状态的过程，主要有放松活动与课堂小结。放松活动一般选用轻、柔、缓、慢的练习内容，使学员身、息、心得到整理与放松。课堂小结是教师对本节课教学任务完成情况、学员的课堂表现、课堂的重要经验与教训进行总结。

第六节　健身气功的教学设计案例

习练健身气功的阶段或次第可分为"会、对、巧、妙、绝"阶段。"会"指的是掌握动作的基本身型、手型、步型，动作的路线、方向，能够跟随音乐、口令词完整练习整套动作。"对"指的是能够按照动作规格和演练要求，正确熟练地完成功法动作，掌握动作的起止点、节分点，较少出现易犯错误，能够体现出功法的风格特征。"巧"指的是已经熟练掌握功法动作，能够自如地运用，并能够卸掉一些拙劲儿，较灵活地控制自己的身体。"妙"指的是在练习过程中，不刻意调整身型、呼吸、意念，达到不调而自调、三调合一的水平。"绝"指的是在练习过程中，达到内外兼修、形神俱妙、涵养道德的境界，是功法修炼的最高境界。以下根据练功阶段，以五禽戏为例，设计了教学案例。

一、初级阶段的教学设计——调身为先，规范动作

在健身气功·五禽戏初级阶段，学员应了解技术动作的名称、关键教学要点和基本原理，观察和理解技术动作的执行方式，开始建立认知模型。

（一）教学目标

（1）了解健身气功·五禽戏的起源、特点和功效。

（2）掌握健身气功·五禽戏初级阶段的基本动作和呼吸方法。

（3）培养体能、协调性和耐力。

（二）教学内容

（1）健身气功·五禽戏的起源、特点和功效。

（2）健身气功·五禽戏初级阶段的五种动物形态：虎、鹿、熊、猿、鸟。

（3）每种动物对应的基本动作和呼吸方法。

（三）教学步骤

（1）介绍健身气功·五禽戏的起源和特点，让学员了解健身气功·五禽戏的基本原理和功效。

（2）分析虎、鹿、熊、猿、鸟的特点和动作，并练习基本动作。

（3）示范并解释基本动作和呼吸方法。让学员观摩和理解动作的正确形式和动作要领，教师可以逐个演示和纠正动作。

（4）学员跟随教师依次练习基本动作，掌握动作的姿势变化和运行路线，初步做到"摇筋骨，动肢节"。不要动作还没有真正学会，就想追求内在的体验。

（5）学员分成小组进行练习，互相观察和纠正。教师可以在每组之间轮流指导，加强个别教学。

（四）教学评价

（1）观察学员在练习中的姿势和动作是否正确。

（2）观察学员的呼吸是否顺畅。

（3）与学员进行互动交流，了解他们对健身气功·五禽戏的理解和感受。

（五）教学资源

（1）健身气功·五禽戏的相关资料和视频。

（2）练习场地和音乐设备。

（3）健身气功·五禽戏的动作示范照片。

（六）教学延伸

（1）鼓励学员每天坚持练习健身气功·五禽戏，逐渐提高到中级和高级阶段。

（2）配合其他健身气功练习，并做柔韧性、协调性等素质练习，综合提升身体素质。

（3）培养学员对健身气功的兴趣和热爱，形成长期的健身习惯。

二、中级阶段的教学设计——调息为重，提高水平

在健身气功·五禽戏中级阶段,学员将进一步熟悉和掌握五禽戏的动作和姿势,并开始注重内功的培养和调整。学员将学习更复杂的动作组合和变化,增强身体的灵活性、协调性和耐力。

（一）回顾和总结

回顾初级阶段的学习内容，学员在习练中要注意动作的细节，可采取上、下肢分解练习，再过渡到以腰为轴的完整动作练习，最后进行逐动、逐戏和完整功法的练习，使动作符合规范，并达到熟练的程度，强化基本功。

（二）强化身体控制和平衡能力

理解技术动作的原理和内部机制，逐渐增加五禽戏动作的难度和持续时间，以加强身体的耐力和灵活性，同时提高身体的控制能力和平衡能力。

（三）内功调整

注重内功的培养和调整。通过深呼吸和调息练习,帮助学员提高气息控制能力,并加强内外调和。

（四）独立练习和对练

引入独立练习和对练的环节，让学员能够独立进行五禽戏的练习，并与其他学员进行配合练习，提高协作能力和反应能力。

（五）内外调和

注重身体和内在能量的调和,通过练习五禽戏,学员能够达到身心统一的状态,提高身体的健康水平和幸福感。

三、高级阶段的教学设计——调心为主，实践应用

健身气功·五禽戏高级阶段的教学设计应该注重学员对动作的掌握和运用，提升学员的健身效果。

（一）深化技巧

要注意动作和呼吸、意识、神韵的结合，充分理解动作的内涵和意境，真正达到"形神兼备、内外合一"。教师应该观察学员的动作，给予指导和技术建议，帮助学员克服困难，避免受伤。

（二）强化能力

学员在中级阶段的基础上，逐渐开始思考技术动作的适用场景、动作的变化和调整等方面，从而能够更好地应对不同的情境和要求。在练习之后，学员可以进行一些跟进练习，如放松练习、拉伸练习等，以缓解肌肉的酸痛和紧张情绪，为下一次练习做好准备。

（三）强调呼吸与动作的协调

在练习过程中，教师应该强调呼吸与动作的协调，指导学员注意呼吸的节奏和深度，使学员将呼吸与动作更好地协调起来，这样可以有效地提升学员的健身效果。

（四）自主实践阶段

在这个阶段，学员已经掌握了技术动作的基本教学要点、原理和功效。学员能够灵活应用技术动作，并通过实践不断改进和完善自己的技术。学员还可以开始进行技术动作的创新与变通，应对不同的需求和挑战。

思考题

1. 如何理解健身气功教学的原则？
2. 如何理解健身气功教学的三个阶段？
3. 常见的健身气功教学的方法及其作用有哪些？

第五章
健身气功的实践应用

　　本章主要对健身气功功法创编、图解知识、视频制作、运动处方、竞赛组织与管理等方面的内容进行介绍，目的是帮助健身气功习练者、教学指导者适应新时代健身气功多元化的发展趋势。

第一节 健身气功功法的创编原则与方法

健身气功是一种以人体内部气息为指导，运用呼吸和动作的配合，达到强身健体目的的养生运动方式。在健身气功功法的创编过程中，需要遵循一定的原则和方法。

一、健身气功功法创编的原则

（一）遵循科学性，结合身体特点

创编健身气功功法时，应遵循中医学，以及人体的生理、解剖、心理、生化等方面的科学原理，确保动作的科学性和安全性，如中医学中阴阳平衡、气血调和、五行相生相克等原理。不同人的身体特点不同，功法的创编应结合个体的身体特点进行调整和改进，以适应个体的健身需求。例如，对于体质瘦弱的人，可以增加一些力量训练；对于肥胖的人，可以加强有氧运动。

（二）注重整体性，适度保持稳定

健身气功是一种全身性的运动，创编功法时应注重动作的整体性、协调性和连贯性，不只是关注某个部位或器官的锻炼，而是要调整整个身体的气血运行和功能。健身气功功法的创编应该适度而稳定，应注意动作的简单性和明确性，不得过分追求刺激和效果，以免造成身体的过度消耗和损伤。同时，要让习练者能够循序渐进，逐步提高自身的运动能力，长期坚持，避免出现过度疲劳和厌倦的情况。

（三）注意适应性，适当调整改进

健身气功功法的创编是一个不断改进和完善的过程，须根据习练者的反馈和实际效果进行调整和改进。健身气功功法应适应不同人群的需求，创编时可以根据不同年龄、性别、体质等特点进行适当调整，及时解决问题和不断优化，提升功效和适应性。健身气功功法的创编也要考虑到习练者的心理因素，应给予其积极的激励和支持，让其能够享受练习的过程，增强意愿和动力。

（四）注重时效性，丰富文化内涵

创编健身气功功法时应注重功法的实用性，使功法能够有效地提高身体素质和改善健康状况。如注重呼吸与动作的相互关系，使两者能够相互促进，共同达到锻炼的目的。同时，健身气功是中华优秀传统文化的重要组成部分，创编功法时应关注其文化内涵，致力于传统文化的传承和发扬。

二、健身气功功法创编的方法

健身气功功法创编的方法如下。

第一，研究相关文献资料。通过书籍、期刊、网络等途径，了解健身气功的基本原理、动作要领等相关知识。第二，观摩和实践。观摩他人的健身气功表演和实践，了解动作的要领和技巧，通过实践进行摸索和体验。第三，请教专业人士。向健身气功教练或专业人士请教，获取专业的指导和建议。第四，分析和改进。根据自己的实践和他人的反馈，分析功法的优势和不足，进行相应的改进和优化。第五，创新和发展。在传统健身气功的基础上，结合现代人的需求和特点，创新功法。

第二节　健身气功图解知识的获取与应用

健身气功功法的图解是指功法动作的图与文字叙述。用图表示动作的姿势、方向和运动路线，用文字说明动作的详细过程、方法和要领。

一、阅读健身气功图解书籍或观看教学视频，深入研究图解细节

阅读相关的健身气功图解书籍或观看教学视频可以帮助习练者学习和理解不同功法的动作和技巧。这些资源通常会提供详细的图解示范，有助于习练者更好地学习和模仿。在学习图解知识时，要仔细观察每个动作的细节和教学要点，注意姿势、肢体的位置和角度、呼吸方法等。通过图解细节，习练者可以更好地理解和掌握每个动作的正确形式。

二、练习并反复比对，寻求专业指导

将图解知识应用于实际练习中。通过反复比对自己的实际动作和图解示范，找出差距并进行调整，不断练习和改进，直到完成正确的姿势和动作。如果对图解知识有疑问或无法理解，可以寻求专业教练或老师的帮助，他们可以给予专业的解答和指导。

三、制作自己的图解笔记，及时分享和交流

为了更好地理解和记忆图解知识，可以制作自己的图解笔记。通过手绘或标注的方式，将每个动作的关键教学要点和细节记录下来，以便于随时回顾和复习。将学到的图解知识分享给其他人，并与他们进行交流和讨论。通过交流和讨论，进一步加深对图解知识的理解，并从其他人的经验和观点中获得启发。

第三节　健身气功视频制作的方法和技巧

　　健身气功视频是一种通过影像和声音来传播健身气功的形式。健身气功视频制作包括对健身气功的动作、呼吸、意念等方面的展示和讲解，以及背景音乐、画面切换、字幕等方面的设计和制作。以下是健身气功视频制作的方法和技巧。

一、健身气功视频制作的方法

（一）确定视频目标和内容，规划拍摄场地和时间

　　确定视频目标和内容，以组织视频拍摄和编辑过程。根据目标和内容，选择合适的拍摄场地和时间。场地应该宽敞明亮，避免杂乱的背景或噪声干扰；时间最好选择在阳光充足的白天，以获得良好的拍摄效果。

（二）准备器材，规划动作和镜头

　　准备好所需的拍摄器材，包括摄像机或手机、三脚架、灯光设备、话筒、存储卡等。确保器材的电量和存储空间足够，并进行必要的设置和调试。根据内容和目标，规划好每个动作的拍摄镜头和角度。选择合适的视角和距离，以便清晰地展示动作的细节和教学要点。可以根据需要使用不同的镜头和角度进行多角度拍摄。

二、健身气功视频制作的技巧

　　（1）清晰易懂。视频应该让观看者能够快速理解健身气功的基本动作和要领，避免过于复杂或难以理解的动作。

　　（2）动作标准。视频中的示范动作应该符合健身气功的规范，有助于观看者学习和模仿。

　　（3）音乐和画面搭配。音乐和画面的搭配应该和谐，有助于观看者更好地进入状态，提升锻炼效果。

　　（4）节奏和流畅性。视频的节奏应该适中，动作切换自然流畅，避免过于快或过于慢。

　　（5）字幕和讲解。如果视频中有讲解，字幕应该清晰易读，讲解内容应该简洁明了，有助于观看者理解和记忆。

　　（6）个性化和创新。可以根据观看者的需求和喜好，制作出具有个性化和创新特色的健身气功视频，提高观看者的兴趣。

第四节　健身气功运动处方的研制

　　运动处方是运动处方师、社会体育指导员等根据习练者的健身目的，以处方的形式制定的系统化、个性化、专业化的体育活动指导方案。制定运动处方前，应先对习练者进行运动前健康筛查、健康行为评估、体力活动水平评估和运动风险评估，还应对习练者的身体形态、心肺耐力、力量、柔韧性、平衡性等方面进行体质测试与评估。应根据运动目的、运动频率、运动强度、运动内容、运动时间、运动总量、运动进度等，科学地制定运动处方。根据年龄阶段，运动处方可以分为儿童、青少年、成年人、老年人运动处方。根据中医九种体质（平和体质、阳虚体质、阴虚体质、气虚体质、痰湿体质、湿热体质、血瘀体质、特禀体质、气郁体质）与人体九大系统（运动系统、消化系统、呼吸系统、泌尿系统、生殖系统、内分泌系统、免疫系统、神经系统、循环系统），也可制定有针对性的运动处方。

第五节　健身气功的竞赛组织与管理

　　组织健身气功竞赛是为练习气功的群体提供相互学习、切磋技艺、共同进步的重要平台，是普及推广健身气功的有效途径，也是推动健身气功事业健康发展的有效手段。健身气功管理工作以党和国家的相关路线、方针、政策为指导，遵循"讲科学、倡主流、抓管理、促和谐"的总体思路，以"服从大局、积极稳妥、齐抓共管、依法行政、科学发展"为工作原则。

一、健身气功的竞赛组织

（一）赛前组织工作

　　健身气功竞赛的赛前组织工作是确保竞赛顺利进行的关键。通常情况下，赛前组织工作包括成立竞赛组织机构、制定与发布竞赛规程、组织报名、选派技术官员、编制秩序册、布置场馆、准备竞赛设备器材，以及保障工作等。

（二）赛中组织工作

　　健身气功竞赛的赛中组织工作是保障竞赛顺利进行的十分重要的部分。首先要进行场地设施检查与会议安排，一般包括技术官员报到学习及参加动员会、运动员（队）报到及资格审查、第一次组委会及技术会议、开幕式、第二次组委会会议等。其次要进行竞赛组织工作，通常包括模拟演练、组织比赛、仲裁、颁奖等环节。

（三）赛后组织工作

健身气功竞赛的赛后组织工作同样重要。首先，总裁判组对裁判员、辅助裁判员以及各组协调配合状况进行总结，工作状况形成竞赛书面总结报告并提交至竞赛委员会。仲裁也要形成关于比赛状况和各裁判组实际表现的书面报告提交给竞赛委员会。竞赛委员会汇总后形成总报告并存档。另外，赛后还要进行物资清点回收、财务决算和文件归档等工作。

二、健身气功的管理

为加强健身气功管理，促进健身气功健康发展，弘扬中华优秀传统文化，根据《中华人民共和国体育法》《全民健身条例》等法律法规，制定了《健身气功管理办法》。

健身气功工作坚持中国共产党的领导，坚持以人民为中心，弘扬社会主义核心价值观，贯彻落实全民健身国家战略，推进体育强国、健康中国建设。

在中华人民共和国境内开展健身气功相关活动，要遵循《健身气功管理办法》。

国家体育总局主管全国健身气功工作，国家体育总局健身气功管理中心具体组织实施管理。国家体育总局健身气功管理中心的职能为：全面负责健身气功的业务管理，研究和制定健身气功的方针、政策、发展规划和管理制度，积极开展健身气功宣传推广等工作。县级以上地方人民政府体育行政部门是本行政区域健身气功的业务主管部门，负责当地健身气功的组织与管理。

中国健身气功协会是经民政部批准成立，从事健身气功推广、普及和研究的全国性群众体育社会团体，属于非营利性社会组织，是体育行政部门联系群众的桥梁和纽带。中国健身气功协会由各省、自治区、直辖市健身气功协会，各行业体协、高等院校体协、其他具有合法地位的健身气功社团组织，以及热爱健身气功事业的人士组成。该协会的宗旨为：遵守中华人民共和国宪法、法律、法规和政策，遵守社会道德规范，团结全国健身气功工作者和爱好者，继承和弘扬中华悠久文化，倡导和普及群众性健身气功活动，为增强人民体质，促进社会主义物质文明和精神文明建设服务。中国健身气功协会、地方各级健身气功协会按照其章程，协助体育行政部门做好相关管理工作。

健身气功站点是练功的群众设立的、有健身气功社会体育指导员或教练员进行指导的、定时定点开展科学练功活动的自治性健身气功组织。设立健身气功站点，由县级人民政府体育行政部门审批。

思考题

1. 健身气功功法创编的原则和方法是什么？
2. 健身气功的竞赛组织工作一般包括哪几个方面？
3. 中国健身气功协会的宗旨是什么？

第六章
健身气功教学指导者的职业素养和社会责任

本章根据健身气功教学指导者的职业特点，从知识素养、技能素养、情感素养、思政素养、道德素养五个方面阐释健身气功教学指导者的职业素养；从健身气功的推广和普及、文化遗产保护与传承、社区服务与社会活动三个方面阐释健身气功教学指导者的社会责任。

第一节　健身气功教学指导者的职业素养

一、知识素养

（一）传统文化知识素养

健身气功是中华传统文化的优秀代表，以中国传统文化为营养源泉，以中国传统养生学为知识依托。健身气功教学指导者应该了解中国传统文化中与健身气功相关的儒、释、道、武、医等文化元素，熟悉中国传统养生学中的衣、食、住、行、运动、情志等方面的养生知识，能向习练者传达更为全面的传统文化知识与健康养生理念。

（二）健身气功理论素养

健身气功是古代导引术的现代改良形式，以中国传统哲学与医学为理论基础，以运动生理学、心理学等为现代理论支撑。健身气功教学指导者要熟悉健身气功的发展历史，精通中国传统哲学、医学的相关理论，丰富现代生命科学与体育健身的相关理论储备，并能深入浅出地进行理论解读与阐释，帮助习练者从传统和现代等多维视角理解健身气功项目及其文化特质。

（三）教学训练理论素养

健身气功采用传统与现代相结合的模式进行教学与训练。健身气功教学指导者要掌握现代体育教学、运动训练学、体育管理的基本内容，还需积极挖掘和提炼传统教学训练理论，形成有项目特色的教学训练理念。

二、技能素养

（一）功法技术技能素养

精湛的功法技术技能是健身气功教学指导者的立业之本。健身气功教学指导者要熟悉健身气功功法套路，了解每套功法的锻炼特点，掌握单式动作教学要点与技术原理，熟知易犯错误与纠正方法；要注重技术学习与技能提升，积极参加各类技能培训，坚持习练，不断钻研，精益求精，为教学训练奠定技术基础。

（二）教学训练技能素养

专业的教学训练技能是健身气功教学指导者的从业之基。健身气功教学指导者要具备专业的技术讲授技能、语言表达技能、多媒体教学技能等，能够完整进行多套功法的教学实践活动；还需具备专业的运动训练技能，能够根据训练目标与竞赛要求灵活、有序、科学地开展训练活动。

（三）组织管理技能素养

娴熟的组织管理技能是健身气功教学指导者的固业之根。健身气功教学指导者要具备高效的教学训练活动组织技能、质量与绩效管理技能、多层级沟通协调技能等；完善教学训练活动规范，提升教学训练实践效率；增强教学训练团队凝聚力，保持组织的稳定性和教学训练活动的持久性。

三、情感素养

（一）职业荣誉感

健身气功是中华优秀传统文化的代表。健身气功教学指导者作为文化传承与传播的使者，应该坚定职业荣誉感和自豪感，提升文化自觉、文化认同与文化自信，树立职业幸福感与崇高感，以饱满的热情与积极的态度投入教学训练活动。

（二）岗位责任感

健身气功教学指导者承担着传道授业解惑的职责，应该树立岗位责任感，爱岗敬业，尽职尽责；认真踏实地开展教学训练活动，不畏困难，敢于担当；不断提升工作效果，积极改进工作方法、精进业务能力，实现岗位价值。

（三）社会使命感

健身气功是促进人类健康、造福社会的重要载体。健身气功教学指导者作为传递健康的使者，应该树立社会使命感，形成普惠大众的服务意识与奉献精神；富有爱心，关心习练人群，帮扶弱势群体，积极推动健身气功项目走进千家万户。

四、思政素养

（一）思想意识

健身气功教学指导者要思想态度端正，具备正确的世界观、人生观、价值观，追求科学与真理、规范人生价值导向，能够正确辨别是非真伪，杜绝盲从迷信，传播真善美、传递正能量。

（二）政治态度

健身气功教学指导者应有坚定正确的政治方向，热爱祖国，拥护中国共产党领导，努力为人民服务，为实现具有中国特色的社会主义现代化而奋斗。

（三）法纪素质

健身气功教学指导者要遵守国家法律法规，不做违法违规行为，遵守健身气功相关管理规章制度，不违反组织纪律；杜绝用健身气功谋取不正当利益、从事违法犯罪及危害国家安全的行为。

五、道德素养

（一）个人功德

"功从德上来，德为功之源"，健身气功教学指导者要将个人功德作为修炼的要素之一。一方面要树立正念，端正练功目的与态度，不可步入歧途；另一方面要陶冶性情、纠正陋习，有意识地锻炼心性、调和心境，如此才能提升练功境界。

（二）社会公德

健身气功教学指导者是健身气功推广的主力军，代表着健身气功的社会形象。一方面要端正言行，规范礼仪，不损人利己，以诚待人；另一方面要有"天下为公"的社会服务意识，营造健身气功事业公共服务的良好风气。

（三）师德师风

健身气功教学指导者发挥教师职能，应加强师德师风建设，作风正派、言行规范、立德树人；关心和爱护习练者，认真负责，不敷衍教学。

第二节　健身气功教学指导者的社会责任

一、健身气功的推广和普及

（一）推广健身气功，助力全民健身

健身气功是全民健身的重要项目，健身气功教学指导者是健身气功面向大众的直接推广者与主力军，承担着推动全民运动、助力全民健身的重要社会责任。我国幅员辽阔，人口众多，城乡发展差异大，健身气功教学指导者依托协会、站点、学校等开展传播活动，推动健身气功走进民间、深入基层、造福大众。时代的发展推进了教学模式的革新，依托网络平台推广健身气功已成为潮流趋势，为健身气功的大众推广开辟了新途径。健身气功已逐步发展成为广受人民群众欢迎的体育健身项目，健身气功教学指导者要进一步提升综合素养，增强社会服务意识，增强网络传播技能，充分发挥社会教学与竞赛训练功能，吸引群众参与，提升群众练习兴趣，推动全民健身。

（二）普及养生理念，为建设健康中国做贡献

健身气功依托中国传统养生文化生存和发展，健身气功教学指导者既是健身项目的推广者，也是养生理念的普及者，承担着传递健康养生知识、普及健康生活方式，为建设健康中国做贡献的重要社会责任。健身气功教学指导者在功法教

学中，要加强对健康养生知识的传授与宣传，引导习练者培养科学健康文明的生活方式，针对现代人的生活环境与生存困境，结合传统与现代健康养生理念，适当给出积极有效的建议，帮助习练者获得全面的健康。健身气功教学指导者还需在追求训练效果的同时，注意训练强度与安全问题，将健身气功竞赛作为一种传播健康文化的积极载体，感染更多的人，最终从整体上为健康中国的建设添砖加瓦。

二、健身气功的文化遗产保护和传承

（一）保护文化遗产，增进文化认同

健身气功源远流长，是中华优秀传统文化的重要组成部分，具有鲜明的民族文化烙印；推广健身气功，弘扬养生文化，是保护中华优秀传统文化，增强民族文化认同的有效举措之一。健身气功教学指导者要充分认识健身气功文化的内涵与时代价值，主动投身健身气功文化的保护与传承事业之中；在教学与训练之余，积极参与健身气功文化的资料挖掘、整理、记录、建档等工作，配合健身气功非物质文化遗产项目的申报与管理工作，承担健身气功文化的大众宣传与传播工作，提升健身气功文化的社会认知度，增进大众对健身气功文化乃至中华优秀传统文化的价值认同。

（二）传承养生文化，塑造文化标识

健身气功源于中国、造福世界，当前已发展成为中国文化的一张重要名片；健身气功的精神内核是中国人的生命养护智慧，依托健身气功塑造中国养生文化标识，是传承中国文化、提升中国文化形象的必要途径。健身气功教学指导者要充分认识到推广健身气功对人类生命发展的重要意义，在教学和训练活动中"画好健身气功形象""讲好健身气功故事"，结合自身经历与教学训练案例，直观、形象地阐释中国健身气功与养生文化的人文关怀，引起价值认同与情感共鸣，助推健身气功成为"关怀人类生存状态、提升人类生命境界"的中国养生文化标识。

三、健身气功社区服务和社会活动

（一）参与社区服务，促进社区健康

社区是居民生活的基本场所，是城市的基本单元；健身气功进社区是促进社区群众身心健康、提升其生命质量的有效举措，具有文化惠民、健康惠民的价值意义。健身气功教学指导者要积极参与社区气功功法宣传与教学实践，关注社区

不同人群的健康需要，做好健康帮扶与志愿服务；组织和指导社区群众参与健身气功习练、交流、展演、竞赛等活动，提升社区群众的社会参与度；适当参与社区公共事务，丰富社区群众精神文化生活，塑造社区健身文化良好氛围，帮助建设健康社区、文化社区。

（二）投身社会活动，推进社会和谐

健身气功是一种健身项目，更是一种精神财富；健身气功文化应该成为一种社会调和剂，推进和谐社会的建设。健身气功教学指导者来自各行各业，既要共同投入健身气功的教学训练推广，也要回归各行各业，作为传统文化和健康文化的使者，在不同领域的社会活动中宣传健身气功文化与精神内涵，用健身气功文化感染不同行业、不同领域的人群，用"天人合一""自然和谐"的价值内涵增强社会凝聚力、提升社会包容度，为构建和谐社会增添助力。

思考题

1. 健身气功教学指导者的职业素养包含哪些内容？
2. 健身气功教学指导者的社会责任体现在哪些方面？

第七章
健身气功基本功的学与练

本章主要介绍健身气功功法中具有普适性的手型、步型、身型、呼吸、意念和站桩六部分内容。在教学实践中，教学指导者要根据实际情况，选择适当的教学方法和教学步骤，帮助习练者更加精准地学练功法操作、领悟功法要领和文化内涵。

第一节 手型

手型是指功法练习中特定的拳、掌、指的形态。手型能起到引领动作、强化气血运行的作用。

一、掌

1. 自然掌（见图1）

五指自然伸直。

教学要点：五指稍分开，掌心微含。

2. 荷叶掌（见图2）

五指伸直，张开。

教学要点：手指用力外撑，坐腕。

3. 柳叶掌（见图3）

五指伸直，并拢。

教学要点：指间没有空隙，虎口合拢。

4. 八字掌（见图4）

拇指与食指竖直，分开成八字形，其余三指的第一、二指节屈收。

教学要点：指间留缝，大小鱼际稍向内收，掌心微含。

二、握固

拇指抵掐无名指根节内侧（见图5），其余四指屈拢收握（见图6）。

教学要点：向掌心卷曲的四指的第一指节要卷紧，拳面平，直腕。

三、指

1. 龙爪（易筋经）（见图7）

五指伸直、分开，中指竖起，拇指与小指相应水平内收、食指与无名指相应水平内收。

教学要点：中指上翘，掌心内合。

2. 龙爪（八段锦）（见图8）

五指并拢，拇指第一指节和其余四指的第一、二指节内扣。

教学要点：屈收扣紧，掌心张开。

3．虎爪（见图 9）

五指分开，虎口撑圆，第一、二指节弯曲内扣。

教学要点：掌心展开，力达爪尖；掌背与腕平。

4．鹿角（见图 10）

拇指伸直外张，食指、小指伸直，中指、无名指弯曲内扣。

教学要点：手指要灵活，力度要适中。

5．熊掌（见图 11）

拇指压在食指端上，其余四指并拢弯曲，虎口撑圆。

教学要点：握空拳、拳面平、直腕。

6．猿钩（见图 12）

五指指腹捏拢，屈腕。

教学要点：钩尖向下，屈腕。

7．鸟翅 （见图 13）

五指伸直，拇指、食指、小指向上翘起，无名指、中指并拢向下。

教学要点：掌心展开，掌背与腕平。

第二节　步型

步型是指功法中两腿根据不同的式势，通过髋、膝、踝等关节的屈伸，使下肢呈现出一种静止的形态，调节身体肌肉骨骼之间力的平衡。步型可稳固重心，使气血顺达。

一、弓步（见图 14）

两脚前后分开一大步，横向之间保持一定距离。前腿屈膝前弓，大腿斜向地面，膝与脚尖上下相对，脚尖微内扣；后腿自然伸直，脚跟蹬地，脚尖微内扣，全脚掌着地。

教学要点：松腰沉胯，立身中正；后腿自然伸直，脚跟蹬地，脚尖稍内扣，全脚掌着地。

二、丁步（见图 15）

以左丁步为例，两脚左右分开，间距约为肩宽 1/2。两腿屈膝下蹲，向左侧转髋。右脚全脚掌着地；左脚脚跟提起，脚尖着地，虚点地面，置于右脚的足弓处。

教学要点：髋关节向左腿方向转动，重心置于右腿处，左脚脚尖着地，虚点地面，右脚全脚掌着地。

三、马步（见图 16）

开步站立，两脚间距约为本人脚长的 3 倍，屈膝半蹲，大腿略高于水平，膝盖不超过脚尖；上体保持中正；目视前方。

教学要点：身体重心置于两腿之间，膝关节垂线不超过脚尖。

四、虚步

两只脚间距约 10 厘米，一条腿向前迈出，脚跟着地，脚尖上翘，膝盖微屈；另一条腿屈膝下蹲，全脚掌着地，脚尖斜向前方约 30°，臀部与脚跟上下相对，身体重心落于后腿。

第三节　身型

身型是指气功功法对头、躯干与四肢部位基本姿态的规范。

一、后顶虚领

头的后顶向上领起，能够提起精神，克服动作松懈、低头、猫腰等毛病。

教学要点：在俯身、倾身、摇转动作时要保持斜中寓正。

二、立项竖脊

立项，需后项上提，下颌内收，做到直而不僵；竖脊，指整个脊柱犹如一串连珠，节节贯穿，上下对拔拉长。

教学要点：不能弯腰、驼背。

三、沉肩坠肘

沉肩是指肩关节松沉，不能"肩紧一身僵"。坠肘，是指在一般情况下，上肢起落、开合时肘关节不宜伸直，要保持松垂，顺应正常的生理弯曲。

教学要点：使气、力不截于肘，做到手起肘相随，手落肘下坠。肩沉劲到肘、肘坠劲到手。

四、虚胸实腹

虚胸，指胸部宽舒、两侧肩胛骨张开、背部后倚。实腹，指腹部放松、气沉丹田。

教学要点：虚其胸、实其腹。

五、松腰敛臀

松腰敛臀指腰部肌肉放松，髋关节内收，尾闾内扣，命门微后凸。

教学要点：松腰有助于身体上下相随、节节贯穿、形于趾指；敛臀有助于中正、开启命门、畅通督脉。

六、屈膝下坐

屈膝，指两腿弯曲、腘窝放松、膝盖不超过脚背。下坐，指髋关节垂直下沉，上体保持中正。

教学要点：避免出现躯干前俯后仰、跪膝的毛病。

七、两脚平踏

两脚平踏指两脚平行站立，全脚掌着地。

教学要点：身体重心稳定，落于两腿之间，气不浮于上。

八、立身中正

立身中正指头顶要悬，双肩平正、髋骨平正、两足平正（平行、平踏）、脊柱中正。

教学要点：百会对会阴，肩井对涌泉，身架均衡，重心平稳。

第四节　呼吸

呼吸是指机体与外界环境之间气体交换的过程。应根据不同对象、不同功法、不同练功水平和程度，选择适宜的呼吸方法，切忌生搬硬套。

一、自然呼吸

不改变自己正常的呼吸方式，不加意念支配，顺其自然地呼吸。

教学要点：初学者宜采用自然呼吸，逐步过渡到顺腹式呼吸。

二、腹式呼吸

腹式呼吸指主要通过膈肌运动来完成呼吸的方法，其分为顺腹式呼吸和逆腹式呼吸。顺腹式呼吸是指吸气时腹部隆起，呼气时腹部内收；逆腹式呼吸是指吸气时腹部内收，呼气时腹部隆起。

教学要点： 当动作熟练后，应结合动作的升降开合采用逆腹式呼吸进行练习。

三、提肛呼吸

提肛呼吸指在吸气时有意识地收提肛门及会阴部肌肉，呼气时放松肛门及会阴部肌肉。

教学要点： 在做提肛呼吸时，动作要缓慢、平稳，避免过度用力。

四、停闭呼吸

停闭呼吸指在吸气、呼气之间或之后停止片刻，然后再呼气或吸气的方法。一次停闭呼吸一般不宜超过 2 秒。停闭呼吸的作用主要是加大动作对脏腑、关节、肌肉等的刺激强度。

教学要点： 在每式主体动作松与紧、动与静转换时采用停闭呼吸。

第五节　意念

意念，即意识，是人脑思维活动形成的一种精神状态。习练者应视自身情况灵活运用意念。

一、意念身体部位

意念身体部位指意念身体重点部位和穴位。根据每一式的功理与作用，可选择不同的部位或穴位意守。

教学要点： 集中注意力，排除杂念，收摄心神。

二、意念动作过程

意念动作过程是指在练功过程中意想动作规格、方法要领、动作路线是否准确，从而更好地掌握动作。

教学要点： 根据不同的式势要求、技术水平及练功阶段合理地进行选择，对于初学者而言，可重点意念动作规格与方法要领。

三、意念呼吸

练功中有意识地注意呼吸，既可意念功法中不同的呼吸方法，也可意念呼吸与动作的配合。

教学要点：把意念与呼吸相结合。

四、意念身体放松

在保证身型和动作姿势正确的前提下，有意识地放松身体。

教学要点：既要消除各种紧张，又要做到松而不懈。

五、存想

存想指在放松、入静的条件下，运用自我暗示，设想某种形象，使身心与景象融合为一。

教学要点：随着练功的深入，逐渐进入似守非守、绵绵若存的境界。

第六节　站桩

站桩，是指人体保持一定的站立姿势，借助内向性的意念运用，加强脏腑、气血、筋骨等功能。俗话说："要知拳真髓，首由站桩起。"站桩不仅是功法的基本功，也是向练功高层次迈进的重要方法和途径。

一、无极桩（见图17）

两脚并步站立，两臂自然垂于体侧；提顶立项，下颌微收，舌须平放，齿唇轻闭；沉肩坠肘，腋下虚掩，胸部安舒，腰腹放松；目视前方。

教学要点：

一、后顶虚领，两脚踏平，身体重心落于两腿之间。

二、身体中正，呼吸自然，精神集中，宁静安详。

纠正方法：

一、保持后顶上领，下颌微收，目视前方，注意力集中，周身放松。

二、眉宇舒展，肩部放松下沉，两腿自然站立。

三、出现身体晃动或头晕恶心、心慌气短等不良反应时，应及时停止练功，查找原因并纠正后，再继续练功。

四、初学站桩时宜采用自然呼吸，随着练功水平的提高，自然过渡到腹式呼吸。

二、抱球桩（见图 18）

两脚开步站立，两脚约与肩同宽，脚尖朝前；两臂内旋摆至体侧约 45°，继而外旋，两掌向前环抱。掌心朝内，指尖相对，间距 10~20 厘米；同时屈膝，垂直下坐，膝盖不超过脚背；目视前方或垂帘。此桩在不同功法中环抱高度略有不同，具体练习时参照功法教材。

教学要点：

一、背部后倚，腋下悬开，两臂掤圆，两掌微张。

二、收视返听，精神内守，气沉丹田。

纠正方法：

一、目视前下方，下颌内收，沉肩坠肘，尾闾内扣，膝盖不超过脚背，指尖相对，脚尖朝前。

二、注意力要集中，胸部放松，适当调息，气沉丹田。

三、出现身体晃动或头晕恶心、心慌气短等不良反应时，应及时停止练功，查找原因并纠正后，再继续练功。

四、初学站桩时宜采用自然呼吸，随着练功水平提高，自然过渡到腹式呼吸。

三、扶按桩（见图 19）

两脚开步站立，两脚间距宽于肩，脚尖向前，随之两腿屈膝下蹲，膝盖不超过脚尖；同时，两臂微屈，两掌扶按于胯旁，掌与胯间距约 5 厘米，掌心向下，指尖向前；目视前方。

教学要点可参照抱球桩。

纠正方法：

一、目视前方，下颌内收，沉肩坠肘，尾闾内扣，膝盖不超过脚背，指尖与脚尖朝前。

二、沉肩坠肘，肘关节微屈，坐腕，两掌根位于胯旁。

三、注意力要集中，胸部放松，适度调整呼吸，气沉丹田。

四、出现身体晃动或头晕恶心、心慌气短等不良反应时，应及时停止练功，查找原因并纠正后，再继续练功。

四、升降桩

动作一（见图 20）：两脚开步站立，两脚间距约与肩同宽，脚尖朝前；头正颈直，含胸拔背，沉肩坠肘，两臂自然垂于体侧，松腕舒指，中指指腹轻贴裤线；

目视前下方。

动作二（见图 21）：接上式，屈肘，两掌指尖相对，间距为 10~20 厘米，掌心向上，置于小腹前；目视前下方。

动作三（见图 22）：接上式，两掌缓缓上托至胸前，约与两乳同高；目视前方。

动作四：接上式，两掌内旋，掌心向下（见图 23），继而缓缓下按至腹部（见图 24）；目视前下方。

重复动作二至动作四若干遍后，两臂自然下垂，目视前方。

教学要点：

一、两掌上托时吸气、下按时呼气，一升一降需立身中正、协调配合，形正气顺。

二、心静体松，呼吸自如；升吸降呼要匀速柔和，使呼吸逐渐变得深、细、匀、长。

纠正方法：

一、两掌上托、下按的动作要柔和，并做到气尽势成，呼吸出入与两掌按托要协调配合。

二、身型保持虚灵顶劲，尾闾中正，身体重心落于两脚之间，集中意念，体会呼吸与动作的配合。

五、推山桩（见图 25）

两脚开步站立，两脚间距与肩同宽，脚尖朝前；两臂侧摆至平举，两掌掌心向下，指尖向外，继而坐腕立掌，指尖上翘，掌心向外，成自然掌，同时两掌分别向外推，并保持不松懈；目视前方。

教学要点：

一、推掌时，力达掌根，指尖上翘，两臂水平，与肩同高，左右对称用力。

二、保持身体重心稳定，避免左右倾斜；注意脊柱要保持中正竖直，切不可强硬用力。

三、站桩的时间可根据练功需要和个人体质量力而行，循序渐进，持之以恒。

纠正方法：

一、两掌向外推时，躯干可能随着持续用力而左右侧倾，应始终保持头正颈直、身体中正。

二、推掌时若双臂不成水平状，可在两臂侧平举时，自我体察或对着镜子反复练习，及时调节两臂位置。

三、推掌时动作僵硬，导致身体僵直时，应注意向外推掌要刚中带柔，特别是要让身体不该用力的肌肉逐渐放松。

思考题

1. 抱球桩的教学要点是什么？
2. 呼吸的方法有哪些？如何进行教学？

第八章
健身气功功法教学指导实践

本章主要对健身气功功法的来源、特点、功法动作技术的教学要点和教学方法等进行详细说明；同时结合视频讲解，使教学指导者更好地掌握教学重点以及易犯错动作的纠正方法。

扫码看视频

第一节　健身气功·易筋经

一、功法概述

易筋经是中国传统健身养生的经典功法。它集导引养生、传统武功、阴阳易理于一体，在中华传统健身养生文化中占据着十分重要的地位。健身气功·易筋经继承了传统易筋经十二势的精要，融科学性、健身性于一体，格调古朴，蕴涵新意；动作注重抻筋拔骨、舒展连绵、刚柔相济；呼吸自然，动息相融；并以形导气，意随形走。健身气功·易筋经易学易练，健身效果明显。

二、功法特点

（一）抻筋拔骨，刚柔相济

健身气功·易筋经通过导引形体，充分屈伸、外展内收，扭转上肢、下肢与躯干，使人体骨骼及大小关节实现多方位、多角度的活动。通过形体的导引，舒展人体各部位的"筋"，即各部位大小关节处的肌腱、韧带、关节囊等组织，以梳理气脉、调和气血、改善各关节活动功能、平衡经脉对应的脏腑生理活动。同时，健身气功·易筋经也继承了传统易筋经刚柔相济的特点。习练功法时须按不同动作、使用不同的肢体部位发力，肌肉牵拉骨骼逐渐收缩做功，直至动作的终点定势。动作的劲力处于相对较强的状态，表现为"刚"；在练功层次和等张收缩动作中，有练功阶段的"轻重"之分，不用蛮力，不僵硬，表现为"柔"。

（二）旋转屈伸，虚实相兼

健身气功·易筋经注重以腰为轴，使脊柱做出不同的旋转屈伸动作，如"九鬼拔马刀""打躬势""掉尾势"，这些动作均利于对人体脊髓和神经根产生良性的刺激，增强其控制和调节人体各器官和系统协调活动的能力，使人体成为一个有机整体，以适应内外环境的变化。同时，虚实相兼表现为动作的开合动静、气血的出入升降、运力用意的阴阳内外等。在习练时如注重虚实相兼，便不会出现动作机械、僵硬等状况。

（三）开闭行气，疏通经络

《抱朴子·内篇》说："明吐纳之道者，则曰唯行气可以延寿矣；知屈伸之法者，则曰唯导引可以难老矣。"屈，则气血停闭；伸，则气血行开。健身气功·易筋经的很多定势动作，要求身体一侧尽力弯曲，另一侧相对舒展，弯曲的一侧气血闭合，舒展的一侧气血行开。屈伸启闭还体现在整个功法的习练中，行功时脊柱和四肢的左右、前后、内外侧，都有相应的屈伸启闭。通过肢体动作的屈伸变化，促进气血运行，疏经活络，调和气血，增强肌肉、肌腱、筋膜、关节囊等组织的血液循环，并改善其代谢。

（四）动息相随，形断意连

练习健身气功·易筋经时，要求呼吸自然、柔和、流畅，做到动息相随、气定神敛。练功时将呼吸揉入动作中，动作连贯并与呼吸相互配合，持久练习后呼吸自然达到越来越平稳、细匀、深长的动息相随的状态。练功时，要意随动作的运动而变化，通过动作导引气的运行，做到意随形走、意气相随。当对动作体悟逐渐深入，在动作停下来后，缓慢地将劲力松开，但意念不断，正所谓"形断意不断""上不动下动，形不动意动"。特定的动作还需要一定的意识配合。

三、功法练习

（一）动作技术基本要求

预备势

基本要求：

一、并步站立，身体中正，两臂自然垂于体侧。

二、下颌微收，目视前方。

教学要点：

一、站立时，身体中正。

二、下颌要微收，目视前方。

纠正方法：

一、并步站立，两臂自然垂于体侧，松肩空腋，百会虚领，松腰竖脊，虚心实腹，立身中正。

二、呼吸自然，周身放松，心平气和。

三、目视前方时，目光内含，神不外驰。

功理与作用：

一、端正身型，调匀呼吸，排除杂念，宁静心神。

二、调和气血，培育元气，启动气机，逐渐进入练功状态。

第一式　韦陀献杵第一势

基本要求：

一、两臂自体侧向前抬至前平举，掌心相对，指尖向前。

二、两臂屈肘，自然回收，指尖朝向斜前上方约30°，两掌合于胸前，掌根与胸相距约一立拳距离，掌根与膻中穴同高，松肩虚腋，目视前下方。

教学要点：

一、双臂上抬时，在胸前成前平举。

二、两臂屈肘回收合掌时，指尖朝向斜前上方约30°，掌根与膻中穴同高，不能耸肩、不能抬肘，也不可以夹肘。

纠正方法：

一、两脚开步站立时，有意识地放松身心，百会虚领，下颌微收，头正颈直，宽胸实腹，膝关节似曲非直，采用自然呼吸，保持周身中正、心平气和的身心状态。

二、两臂自体侧向前抬至前平举和两掌内收于胸前合十时，保持肩始终松而不耸，沉肩与坠肘、虚腋相配合，以促进气血运行顺畅。

三、双手合掌于胸前时，掌根与胸约为一立拳的距离，目光内含，气定神敛，心平气和，成谦恭状。

功理与作用：

一、心神内敛，气机能定，心境澄澈。

二、平心静气，均衡身体阴阳气血，排除杂念，消除内心焦虑，稳定情绪，使心气平和。

第二式　韦驮献杵第二势

基本要求：

一、两肘抬起，两掌伸平，手指相对，掌心向下，两臂约与肩成水平。

二、两臂向左右分开至侧平举，掌心向下，指尖向外；五指自然并拢，坐腕立掌。

三、两掌外撑时，力在掌根，两臂成水平，目视前下方。

教学要点：

一、两肘抬起时，掌、臂与肩成前平屈。

二、两掌外撑，力达掌根，两臂成水平。

纠正方法：

一、两臂侧平举时应成水平，可对着镜子练习，反复自我体悟，两臂保持水平状态。

二、两臂侧平举，坐腕立掌，以中指引领其余四指，中指不能明显上翘，应注意在意不在形，应保持所有手指协调一致地运动。

三、两掌外撑时要保持刚柔相济的推掌，让不该用力的肌肉放松，身体不僵硬。

功理与作用：

一、梳理上肢经络气血、调练心肺之气、改善呼吸功能和促进气血畅通。

二、两掌外撑，封阴开阳、开闭行气，畅通三阳经的气脉。

三、增强肩臂的肌肉力量，改善肩关节功能，矫正腰背畸形。

第三式 韦驮献杵第三势

基本要求：

一、两掌内旋，翻掌至耳垂下。掌心向上，虎口相对，两肘外展，约与肩平。

二、重心前移至两脚前脚掌，提踵，两掌上托至头顶，掌心向上，展肩伸肘；微收下颌，舌抵上腭，咬紧牙关，目视前下方。

教学要点：

一、两掌同时内旋，翻掌至耳垂下，掌心向上，虎口相对，两肘外展，约与肩平。

二、两掌上托时，两脚前脚掌支撑，力达四肢，脊柱竖直，同时身体重心稍前移。

三、上托时，意想通过"天门"关注两掌，目视前下方，自然呼吸。

纠正方法：

一、松腕挑肘时，两肩胛骨内收，两肩胛骨和手臂要放松、协调。舒肩松腕，两臂由侧平举经前平举至前平屈，掌心向下，指尖相对，掌与胸相距约一拳。

二、两掌上托时将注意力放在"两头"，上在两掌，下在脚趾，两头用力，身体"中间"放松；然后，体会两掌上托抻拉时运用的内劲，在松缓状态中渐渐增加劲力，但要掌握好松、紧的度。

三、提踵，托掌至头顶，掌心向上，保持百会虚领、下颌微收，目视前下方，并调节身体重心至平稳状态。

功理与作用：

一、畅通上、中、下"三焦"之气，发动手三阴经、足三阴经及五脏之气。

二、封阳开阴，促进开闭行气，使三阴经的气脉畅达。

三、增强肩、颈深层肌肉力量，促进全身气血循环，对腰、肩等部位的疾患有康复保健作用。

第四式　摘星换斗势

基本要求：

一、两腿屈膝；一侧掌经体前摆至对侧髋外侧；另一侧臂经体侧摆至体后，手背轻贴命门；目视髋侧手。

二、两腿直膝，身体转正，以腰带臂；髋侧手经体前向额上摆至头顶斜上方，松腕，肘微屈，掌心斜向下，指尖向左，中指指尖垂直于肩髃穴；眼随手走，目视掌心。

教学要点：

一、"摘星"时，始终保持高桩步，不能改变步型。

二、起身"换斗"时，应以腰带肩、以肩带臂；中指指尖投影在同侧肩髃穴垂直上方，目视掌心。

纠正方法：

一、脚跟缓缓下落，两臂侧上举，成拳后变掌，目视前下方。

二、身体左转，两腿屈膝，右掌经体前摆至左髋外侧"摘星"时，应保持微坐胯、敛臀和屈膝，保持脚踝、膝关节稳定支撑，身体重心不能左右偏移。

三、起身"换斗"时，以腰为枢纽进行肢体运动，通过以腰带肩、以肩带臂，"换斗"手的劳宫穴依次经过神阙、膻中、印堂穴，中指指尖在同侧肩髃穴上方。可以对镜子自我观察练习，调节手臂位置。

四、贴命门的手掌应横贴在腰间命门处。

功理与作用：

一、收敛真气沉于腰肾，可起到壮腰健肾的健身功效。

二、腰部转动，头部俯仰，调节人体颈、胸、腰椎活动的幅度。

第五式　倒拽九牛尾势

基本要求：

一、两掌同时从小指到拇指逐个相握成拳，拳心向上，目视右拳。

二、重心后移，后膝微屈；稍转腰，以腰带肩、以肩带臂，体前手臂外旋，体后手臂内旋，屈肘内收。

三、两臂旋拧时，拳心向外，目视体前手。

教学要点：

一、握拳时，从小指到拇指逐个相握成拳。

二、前拽后拉时，以腰带肩、以肩带臂，重心移动成前后腿支撑力量四六分配。

三、两臂旋拧至拳心向外。

纠正方法：

一、两臂前拽后拉时，以腰带肩、以肩带臂，前臂外旋，后臂内旋，屈肘内收，上体中正，目视前臂拳面；全过程协调自然，和柔舒缓，适度用力，留有余力。身体要有前顶后撑之力，重心前后四六分配，保持平稳。

二、分解练习两臂旋拧，再练习以腰带肩、以肩带臂。

三、屈肘内收时，体会用力顺序，以腰带肩、以肩带臂内收，上臂与前臂收至夹角约成 60° 为止。

功理与作用：

一、拧腰，带动肩胛骨，运转带脉，旋转脊柱，刺激夹脊、肺俞、心俞穴，有疏通夹脊、调练心肺、增强脊柱韧性等作用。

二、促进周身气血循环畅通，增强四肢肌肉力量，改善关节的活动功能。

第六式 出爪亮翅势

基本要求：

一、展肩扩胸，掌心相对，松肩沉肘。

二、转掌心向前，成荷叶掌，指尖向上，瞪目。

三、松腕，掌心向下，屈肘，收臂，立柳叶掌于云门穴，目视前下方。

教学要点：

一、展肩扩胸时，保持掌心相对，肘关节不能上抬。

二、两掌前推到位时，要分指瞪目，成荷叶掌。

三、收臂时，转掌心向下，逐渐由荷叶掌变成柳叶掌，目视前下方。

纠正方法：

一、展肩扩胸时，两肩胛骨要充分内收，保持头正颈直。

二、展肩扩胸时，保持两掌掌心相对立于云门穴前，且沉肩坠肘。

三、伸臂时，由柳叶掌逐渐变为荷叶掌，两掌前推，肩胛骨后顶，身体保持中正，瞪目；收臂时，荷叶掌变柳叶掌，舒腕后再收掌。

四、练习过程中不能强吸强呼，应以自然呼吸为主。

功理与作用：

一、反复开启云门、中府等穴，促进自然清气与人体真气在胸中交汇融合，起到改善呼吸及促进全身气血运行畅通的作用。

二、分掌、瞪目可疏泄肝气，舒畅气机；脚趾抓地，刺激涌泉；腰部放松，培补肾气。

三、两肩胛骨收放，有益于调理心肺功能、改善肩颈等不适。

第七式 九鬼拔马刀势

基本要求：

一、两腿屈膝，转体；同时上手（前侧）手臂内收，含胸；下手（后侧）沿脊柱上推，目视转体侧脚跟。

二、两腿直膝，身体转正，上手向上经头顶上方向下至侧平举，下手经体侧向上至侧平举，两掌心向下，目视前下方；

三、起身后，展臂扩胸，目视体侧上方。

教学要点：

一、屈膝时，始终保持高桩步的基本步型，后臂沿脊柱向上推，含胸。

二、起身后，两臂外展，目视体侧上方肘关节。

三、左右换势时，两手经侧平举，转掌心向下。

纠正方法：

一、屈膝合肘时，身后背上之臂，应指尖向上，沿脊柱主动尽量上推，稍停，目视转体侧脚跟。

二、屈膝时，两膝微屈，膝盖保持向正前方，且膝盖不超过脚尖，身体重心在两脚之间，不能左右偏移；两肩保持在一个平面上，避免倾斜。

功理与作用：

一、全身真气开、合、启、闭，强化脾、胃、肾等脏器功能，具有疏通尾闾、夹脊和玉枕等穴位气机的作用。

二、提高脊柱肌肉的伸缩能力，增强颈、肩、腰、背的肌肉力量，改善人体脊柱的活动能力。

第八式 三盘落地势

基本要求：

一、屈膝下蹲，沉肩坠肘，两掌下按至与环跳穴同高，两肘微屈，掌心向下，指尖向外。

二、口吐"嗨"音，两脚距离比肩宽，脚尖向前，目视前下方。

三、下蹲与起身时，上体始终保持正直。

教学要点：

一、下蹲时，直臂下按，两掌与环跳穴同高。

二、口微张，上唇着力压龈交穴，下唇放松，吐"嗨"音；两脚脚尖尽量朝前，如果脚成外八字，角度尽量不超过 45°。

三、下蹲或起身时，身体保持中正。

纠正方法：

一、屈膝下蹲，应保持上体正直安舒，下蹲幅度因人而异，循序渐进、逐渐加大，切忌不考虑自身实际而破坏身型中正，强行下蹲。

二、对着镜子反复练习口吐"嗨"音，矫正口型，声发喉音，气沉丹田。

三、翻转掌心向上时，肘应微屈，上托至侧平举，起身直立，目视前方。

功理与作用：

一、下肢屈膝、起身，口吐"嗨"音，有利于促进真气在胸腹间升降，达到心肾相交、水火既济的作用。

二、增强下肢力量，起到壮丹田、强腰固肾的功效。

第九式　青龙探爪势

基本要求：

一、一侧手臂屈肘、屈腕，变龙爪，经下颌向转体方向水平伸出，转体约 90°，目视龙爪方向。

二、龙爪变掌，随身体前屈，下按至脚外侧，躯干由一侧前屈转至另一侧前屈，并带动手划弧至同侧脚外侧，手臂外旋，掌心向前，握固。动作过程中直膝，目随手动。

教学要点：

一、左右探爪时，转体约 90°，龙爪经下颌水平伸出。

二、探地转掌时不能调臀、不可屈膝。

纠正方法：

一、掌变龙爪时，应五指伸直、分开，中指竖起，拇指和小指相应水平内收，食指与无名指相应水平内收。

二、探爪时，掌心空出，龙爪经下颌成一条直线探出，眼随爪走，力达爪尖。

三、俯身下按，两膝伸直，力注肩背；向左或右摆臀时，身体成侧弓状，身体重心相对不动，以腰为枢，自然摆动，使头尾在一条直线上，动作协调，一气呵成。

功理与作用：

一、两胁肋交替松紧开闭，配以握固激发肝经之气，起到疏肝理气、调畅情志的功效。

二、转腰侧屈，牵拉脊柱，可强腰壮肾、锻炼脊柱，改善颈、肩、腰肌肉弹性和关节活动功能。

第十式 卧虎扑食势

基本要求：

一、一脚前迈，成弓步，同时两拳提至云门穴，并内旋变虎爪，向前扑按，目视前方。

二、躯干由腰至胸诸节屈伸，重心随之前后移动；同时两手随躯干屈伸向下、向后、向上、向前绕环；目视前方。

三、两爪下按，十指着地；后腿屈膝，脚趾着地；前脚跟稍抬起；随后塌腰、挺胸、松肩、抬头、瞪目；目视前上方。

教学要点：

一、成弓步向前扑按时，两拳变成虎爪。

二、定势动作为前腿提踵，后腿屈膝，躯干成反弓，沉肩、瞪目。

三、躯干要逐节屈伸。

纠正方法：

一、脊柱蠕动时，由下肢至骶骨、腰椎、胸椎再到颈椎，节节贯穿，并带动两臂前扑绕环，形成匀速波浪式蠕动。

二、虎爪手型要正确，虎口撑圆，五指第一、二指节弯曲内扣；向前扑出时，要沉肩坠肘，如猛虎捕食力达爪尖，同时展现出虎视眈眈、兽中之王的威猛气势。

三、十指着地时，身体成反弓，充分做到塌腰、挺胸、抬头、瞪目。

四、年老体弱者可根据自身状况调整动作幅度。

功理与作用：

一、疏导任脉，同时调和手三阴经、足三阴经气。

二、脊柱蠕动，有助于提高脊柱柔韧性和伸展度，保持正常生理弯曲，增强腰部肌肉力量，改善腰关节活动功能，可强腰壮肾、生阴固气。

第十一式 打躬势

基本要求：

一、起身转正，右脚尖内扣，左脚收回，两脚开立，同时，两手随身体转正外旋，掌心向前。

二、身体前俯，由头经颈椎、胸椎、腰椎、骶椎，自上向下逐节牵引前屈，两肘外展，目视脚尖。

三、起身时，由骶椎至腰椎、胸椎、颈椎，自下向上逐节伸展后成直立，同时两掌掩耳，两肘外展。

四、身体前屈或起身时，两腿伸直。

教学要点：

一、接上式起身时，两手外旋。

二、捂耳俯身时，两肘外展。

三、打躬时，脊柱逐节前屈；起身时，脊柱逐节伸展。

四、身体前屈或起身时，两膝伸直。

纠正方法：

一、掌心向前，经外展侧平举后，屈肘，两掌掩耳，十指扶按枕部，指尖相对，食指弹拨中指击打枕部3次"鸣天鼓"，全身放松直立，目视前下方。

二、上体前屈时，下颌内收，力点在玉枕穴轻轻上领，从颈椎向下至骶椎逐节卷曲如钩；起身时，从骶椎向上至颈椎逐节伸展，节节贯穿。

三、身体前屈和起身时，始终保持直膝，两肘不过度外展或内收，脊背放松，保持心静体松，动作缓慢，逐节完成。

功理与作用：

一、颈椎、胸椎、腰椎、骶椎逐节屈伸，有助于疏导背部督脉，激发全身经气，生发阳气，强身健体。

二、消除大脑疲劳，改善脑部血液循环。

第十二式　掉尾势

基本要求：

一、两手猛然拔离双耳，手臂自然前伸，十指交叉相握，掌心向内。

二、身体前屈时，两膝伸直，塌腰、抬头，两手转掌下按，目视前方。

三、转头扭臀时，始终保持抬头，头与臀相向转动。

教学要点：

一、先要拔耳。

二、俯身时，两膝要伸直；前屈塌腰，要抬头。

三、转头扭臀时，要始终保持抬头，同侧肩要与髋相合。

纠正方法：

一、两手拔离双耳时，先轻轻挤压耳门，然后再猛然拔离。

二、转头扭臀时，两手交叉下按的位置始终固定不动，头与臀部做相向转动，体会同侧肩与髋的相合。

三、掉尾时，始终保持两膝直立，身体重心不能移动，塌腰、抬头相配合。

功理与作用：

一、身体前屈、抬头、掉尾，使任、督二脉和全身气机得到强化刺激、深度调和。

二、强化腰背肌肉力量，改善脊柱活动功能，增强下肢韧带的柔韧性及其稳定性、灵活性。

收势

基本要求：

两臂上举，肘微屈，掌心向下；目视前下方。

教学要点：

两臂上举时，目视前下方。

纠正方法：

一、两臂上举时，身体各部位要随之放松，保持头正颈直，沉肩坠肘，下颌回收，目视前下方。

二、两掌下按时，动作过程中，始终保持两膝自然伸直。

三、两臂上举、下按时要匀速缓慢、舒缓柔和；呼吸自然流畅，按照起吸落呼的配合原则协调运动。

四、从思想上高度重视收势的重要性，按照收势要求引气归元，由炼气转为养气，使元气归根，培补人体元气。

功理与作用：

一、从功态恢复到常态，将练功所得之气引入丹田，起到和气血、通经脉、强脏腑的功效。

二、静养丹田，由炼气转为养气，使元气归根，培补元气。

（二）演练水平教学要点

形：健身气功·易筋经以"拔骨"运动达到"抻筋"的目的。首先，要求导引动作从始至终保持身型中正、动作路线准确、定势动作松紧适度、每式动作变化圆活连贯、柔中寓刚。其次，在传统定势的基础上，尽可能多方位、多角度牵拉身体各部位大小肌群、筋膜及大小关节处的肌腱、韧带、关节囊等组织。最后，连贯进行各式动作的整套练习时，在动作路线、方位、角度、定势准确的基础上，应注意松与紧、刚与柔、虚与实的关系：肢体动作的松紧要逐渐转换、过渡；要做到刚中有柔、刚柔相济、用力适度；旋转屈伸、内导外行等均运用虚实转换，通过调形导引内气，达成内外合一的目标。

神：精神放松是练习易筋经的基本要领。在精神放松的状态下，让意识随着形体动作的变化而变化。易筋经的定势动作常有意守要求，有些动作要求配合意识思维活动，在演练中遵循意守要求，"用意"要轻，把握火候，做到似守非守，切忌刻意、执着。在习练的过程中，调神要不断进阶。

意：意即意念、意境。第一，意念要随形体动作的变化而变化，做到意随形走、意气相随。第二，在一些特定动作中，要适当配合意守。如韦驮献杵第三势中，两掌上托，目视前下方，而意念要关注两掌；青龙探爪势中，要意观掌心。第三，一些动作要配合意识思维活动。如三盘落地势中，两手下按如拿浮球，两掌上托如力托千斤；打躬势中，意想上体如钩般屈曲等。

气：易筋经练习中，习练者根据自己的身心状况和练功水平，以自然呼吸为主，使呼吸与肢体运动始终保持柔和、协调，不相互约束。随着习练水平的提升，呼吸配合动作开合、起落、旋转、屈伸，自然进入顺腹式呼吸、逆腹式呼吸、提肛呼吸。从起势到收势均要呼吸自然、柔和、流畅，不闭气、不憋气，不刻意追求呼吸的深长绵绵、细柔缓缓，呼吸自然，动作自然，呼吸与动作配合自然。

第二节　健身气功·五禽戏

一、功法概述

健身气功·五禽戏动作取材于东汉名医华佗创编的"五禽戏"，是将古代导引、吐纳之术和虎、鹿、熊、猿、鸟五种动物的活动特点，结合人体脏腑、经络和气血等理论而编创的健身气功功法。五禽戏功法每戏 2 动，共 10 个动作，并在功法开始和结束增加了起势调息和引气归元动作。五禽戏功法符合中医基础理论、体现时代特征和科学健身理念，具有健身作用。做功法动作练习时要抓住五禽的神韵，即虎之威猛、鹿之安舒、熊之沉稳、猿之灵巧、鸟之轻捷，做到形神兼备、意气相随、内外合一。

二、功法特点

（一）仿生导引，象形取意

五禽戏以模仿五种动物的姿势、动作、呼吸等为主要特点，从而达到身体协调、柔韧、灵活的效果。而且每种动物的象征寓意可以让人在习练过程中产生一种神韵之感，从而进一步促进身体的放松。

（二）引挽腰体，动诸关节

五禽戏的动作都启动于腰，并以腰为枢纽，形成周身一体的形体运动。在模仿动物动作时，充分锻炼身体各个部位的关节和肌肉，尤其注重对平时较少活动的关节和肌群的活动。

（三）外引内导，形松意充

五禽戏外仿动物姿势，以动为主，通过导引，使关节、韧带、肌肉等松柔灵活；内以呼吸合形，直接影响人体气机的变化。加之习练时"动缓息长"，以"戏"营造练功情境，使"内外呼应"，既调整身体内部的器官、气血等基本要素，又调整身体的外部肌肉、骨骼等结构，达到整体协调的效果。

（四）动静结合，练养相兼

五禽戏既有缓慢轻柔的动作，也有快速有力的动作，从而兼顾身体柔韧性和肌肉力量的锻炼。五禽戏的练习注重内外兼修，既要调养身体内部的气血、精神等方面，又要锻炼身体的外部关节、肌肉等方面，从而全面提高人体的健康水平。

三、功法练习

（一）动作技术基本要求

预备势　起势调息

基本要求：

一、两脚开立，距离与肩同宽，脚尖向前，身体中正，目视前方。

二、两掌上托时，距离与肩同宽；内合时，掌心对应膻中穴；下按时，掌心朝下。上托、内合、下按动作路线成圆弧。

教学要点：

一、身体中正，脚尖要朝向正前方，两脚的间距要与肩同宽。

二、两掌上托、内合时，要与胸同高。

三、两手运行路线要成圆弧。

纠正方法：

一、开步时，两膝微屈，不能过分挺直，身体不能左右摇晃。开步时，左脚提起后缓缓移动，脚掌先着地，过渡到全脚掌。

二、两掌上托、下按时，肘尖不能外扬，不能耸肩，可以意念沉肩坠肘，两掌再起落。

三、两掌上托、内合、下按过程中，意在两掌劳宫穴，动作要柔和、均匀、连贯，运行路线要成圆弧。

四、动作可配合呼吸，两掌上托时吸气，下按时呼气。

功理与作用：

一、排除杂念，放松入静，调和气息，宁心安神。

二、吐故纳新，升清降浊，调理气机。

第一戏　虎戏

1．虎举

基本要求：

一、上举、下拉时，两手沿垂线运行。在髋前、胸前、头顶进行手型转换。

二、上举时，两掌上撑、脚趾抓地，躯干引伸拔长，与地面保持垂直。

教学要点：

一、两掌上举时，上体不能后仰。

二、上举、下拉时，两手运行路线应为直线。

三、上举、下拉的手型转换要在胸前进行。

纠正方法：

一、由手掌变虎爪，要依次完成撑掌、弯指、旋腕、握拳，各个环节均要贯注劲力，形状要明显，同时注意眼随手动。

二、两掌向上时如托重物，挺胸收腹，充分使躯干拔长；两掌下落时如拉双环，含胸收腹，气沉丹田。

三、动作可配合呼吸，两掌上举时吸气，下拉时呼气。

功理与作用：

两掌上举、下拉，吸入清气、呼出浊气，一升一降，疏通三焦气机，调理三焦。

2．虎扑

基本要求：

一、长引腰时，两腿伸直，抬头塌腰；躯干与两臂成一条直线，上体与地面平行。

二、上提时，先屈膝下蹲、收腹含胸，再依次伸膝、送髋、挺腹、挺胸、顺项，节节蠕动身体。

三、下扑时，一侧脚尖外展约30°，另一侧脚迈出成虚步；胸部朝前，躯干前倾约45°；两拳变虎爪按于膝前两侧。

教学要点：

一、前伸时，要直膝、抬头、挺胸、塌腰，两臂要与地面平行。

二、上提时，要伸膝、送髋、挺腹、挺胸，目视前上方。

三、下扑时，两虎爪要按至膝前两侧，胸部要朝正前方。

纠正方法：

一、虎爪和握拳两种手型的变化时机要适当。上体前俯，两手抓扑时，拳变虎爪，力达指尖，由柔转刚，尽力向前伸，臀部向后引，充分伸展脊柱；两掌向里划弧回收时，虎爪屈拢，轻握空拳，由刚转柔。

二、屈膝下蹲、收腹含胸要与伸膝、送髋、挺腹、挺胸、后仰动作连贯，使脊柱形成由折叠到展开的蠕动，两掌下按、上提要与之协调配合。

三、虚步下扑迈步时，两脚横向间距要保持一定宽度，重心要稳，不能左右摇晃；速度可加快，先柔后刚；配合快速深呼气，气由丹田发出，以气催力，力达指尖，表现出虎的威猛。

功理与作用：

一、引腰前伸，增加脊柱各关节的柔韧性和伸展度，可使脊柱保持正常的生理弯曲；同时增强腰部肌肉力量，对常见的腰部疾病，如腰肌劳损、习惯性腰扭伤等有防治作用。

二、脊柱的前后伸展折叠，会牵引任、督二脉，起到调理阴阳、疏通经络、活跃气血的作用。

第二戏 鹿戏

1. 鹿抵

基本要求：

一、成弓步时，前脚脚尖外展约 70°，后腿伸直，后脚全脚掌着地；重心在前脚。

二、重心前移时，两手由身体一侧经体前向另一侧划平圆；重心后移时，两手经体侧向上、向下划立圆。

三、转腰下视时，先转腰再侧屈，上手向后方伸抵，下手肘尖抵腰，目视后脚脚跟。

教学要点：

一、成弓步时，脚尖外展，重心在前脚；后腿不要屈膝，脚跟不能离地。

二、重心前移时，两手要划平圆；重心后移时，两手要划立圆。

三、下视时，上手要向侧后方伸抵，下手肘尖要抵住腰。

纠正方法：

一、腰部拧转侧屈，身体不能过于前倾，后腿沉髋，加大腰部拧转幅度；侧屈的一侧腰部要压紧，另一侧腰部则借助上举手臂后伸，得到充分牵拉。

二、重心前移时，增加前腿膝关节弯曲度；后脚脚跟要蹬实，固定下肢位置，加大腰、腹部的拧转幅度；眼睛要能看到脚跟，运转尾闾。

三、动作可配合呼吸，两掌划圆时吸气，向后伸抵时呼气。

功理与作用：

一、腰部的拧转侧屈使脊椎充分旋转，可增强腰部的肌肉力量，防治腰椎小关节紊乱，也可防止腰部脂肪堆积。

二、尾闾运转，可起到强腰补肾、强筋健骨的功效。

2. 鹿奔

基本要求：

一、上步成弓步时，迈大步，落小步；身体中正。

二、后坐拱背时，含胸拔背，收腹敛臀；两手成鹿指向前引伸，间距约5厘米；目视前下方。

三、跳换步时，重心左右转换要虚实分明，轻盈灵巧。

教学要点：

一、成弓步时，两脚前后不能成直线，身体要保持中正。

二、两臂内旋前伸时，不能直臂，手腕不能相碰。

三、后坐时，要低头、拱背、收腹。

纠正方法：

一、提腿前跨要有弧度，落步轻灵，体现鹿的安舒神态。落步后，两脚不能成一条直线，重心要稳。

二、身体后坐时，两臂前伸，加大两肩内旋幅度；胸部内含，增大收胸幅度；背部形成"横弓"状；头前伸，背、腹收缩，臀内敛，形成"竖弓"状，使腰、背部得到充分伸展和拔长。

三、动作可配合呼吸。身体后坐时，配合吸气；重心前移时，配合呼气。

功理与作用：

一、两臂内旋前伸，肩、背部肌肉得到牵拉，对颈肩综合征、肩关节周围炎症有防治作用；弓背收腹，能矫正脊柱畸形，增强腰、背部肌肉力量。

二、"迈大步、落小步"动作可以提高人体的平衡能力，跳换步能增强踝关节的力量和柔韧性，牵拉足少阴肾经经穴，具有强筋健骨的作用。

三、脊柱后弯，内夹尾闾，后凸命门，打开大椎，疏通督脉经气，振作精神。

第三戏　熊戏

1. 熊运

基本要求：

一、摩运时，两手握空拳，以腰腹运动带动两拳沿肚脐外周划圆；髋关节相对固定，两膝自然伸直。

二、头部随腰腹的运动同向划圆；两眼余光关注两拳。

教学要点：

一、腰腹运行要走立圆，同时下肢不能摇晃。

二、两拳划圆要与腰腹运动同步。

三、膝盖不超过脚尖。

纠正方法：

一、肩肘放松，两拳轻附于腰腹，不能贴太紧，划圆时应随腰、腹部的摇晃而被动形成摩运动作，要协调自然。

二、腰、髋位置相对固定，以腰、髋为轴进行转动，身体摇晃时走立圆，幅度不宜过大。向上摇晃时，提胸收腹，充分伸展腰、腹；向下摇晃时，含胸松腹，挤压脾、胃、肝等中焦区域的内脏。

三、两拳划圆为外导，腰、腹摇晃为内引，意念内气在腹部丹田运行。动作可配合呼吸，身体向上摇晃时吸气，身体向下摇晃时呼气。

功理与作用：

一、腰腹转动，两拳划圆，引导内气运行，可加强脾、胃的运化功能。同时腰腹摇晃，对脏腑进行体内挤压按摩，可防治消化不良、腹胀纳呆、便秘腹泻等症。

二、活动腰部关节和肌肉，可防治腰肌劳损及软组织损伤。

2. 熊晃

基本要求：

一、提髋时，重心在支撑腿，身体相对正直；提起腿的膝关节放松。

二、落步震脚时，脚尖向前，全脚掌着地，重心前移成弓步。

三、前移后坐时，以重心移动带动身体拧腰晃肩、摆动两臂；同时通过拧腰晃肩，挤压胁肋部；保持百会上领，避免摇头晃脑。

教学要点：

一、要先提髋，但提髋的同时不能提膝，两肩不能歪斜。

二、落步时，全脚掌着地要踏实，脚尖要向前。

三、前移后坐时，重心要转换；拧腰晃肩时要挤压胁肋部。

纠正方法：

一、不要没有做提髋动作就直接屈膝提腿，向前迈步。可以先练习左右提髋，即两肩保持水平，重心移向右脚，上提左髋，牵动左腿提起，再原处落下；然后重心左移，上提右髋。体会用腰侧肌群收缩来牵动大腿上提的过程，按提髋、起腿、屈膝的顺序提腿。

二、两脚前移，横向间距稍宽于肩，随身体重心前移，全脚掌着地踏实，使震动感传至髋关节处，体现熊的沉稳厚实。

功理与作用：

一、身体左右晃动，意在两胁，调理肝脾。

二、提髋行走，加上落步的微震，可增强髋关节周围肌肉的力量，提高平衡能力，有助于防治老年人下肢无力、髋关节损伤、膝痛等症。

第四戏　猿戏

1. 猿提

基本要求：

一、提踵勾手时，按照百会上领、耸肩、收腹、提肛、脚跟离地、上提重心的顺序依次上提；落踵时，按照头部放松、沉肩、松腹、落肛、脚跟着地、重心下落的顺序依次下落。

二、耸肩提踵勾手时，含胸拔背、两肩内合，从上、下、左、右四个方向挤压胸腔。

三、提踵转头时，头部平转，眼神平移。

教学要点：

一、头要水平转动。

二、身体各部位收紧和放松的顺序要正确。

纠正方法：

一、脚跟离地转头时，为增加重心稳定性，可以通过头部百会穴上领，牵动整个身体垂直向上，防止前后晃动。

二、掌指撮拢变钩，速度要快。

三、动作可配合提肛呼吸。两掌上提吸气时，提起会阴部；下按呼气时，放下会阴部。

功理与作用：

一、猿钩的快速变化，意在增强神经－肌肉反应的灵敏性。提踵直立，可增强腿部力量，提高平衡能力。

二、两掌上提、下按时，既可挤压胸腔和颈部血管，又可使胸腔容积变化，起到增强呼吸、按摩心脏、改善脑部供血的作用。

2. 猿摘

基本要求：

一、丁步顾盼时，身体微侧倾；目视斜上方。

二、上步摘桃时，前手由左（右）至右（左）划弧至体侧变猿钩，后手由后至前划弧至头部前上方变猿钩；后点步两腿膝关节伸直，身体直立；目视上方手。

三、丁步托掌时，支撑脚踩实，两膝松沉弯曲；上体正直；上手五指张开成托桃状，下手置于上手肘关节下侧；目视托桃手。

教学要点：

一、退步与上步要成45°。

二、摘桃时，两手臂要划弧，后点步两膝要伸直。

三、成托桃状时，上手虎口要朝左（右）后方，下手掌心要对肘尖，胸部要正对前方。

纠正方法：

一、上下肢动作要协调配合。眼要随上肢动作变化左顾右盼，表现出猿猴眼神的灵敏。

二、屈膝下蹲时，全身成收缩状。蹬腿迈步，向上摘桃，肢体要充分展开。摘桃时手变猿钩，手指撮拢时快而敏捷；成托桃状时，掌指要及时分开，要掌握好变化时机。

三、动作以神似为主，重在体会其意境，不可太夸张。

功理与作用：

一、左顾右盼，有利于颈部运动，促进脑部的血液循环。

二、动作的多样性体现了神经系统和肢体运动的协调性，可降低大脑神经系统的紧张度，对神经紧张、精神忧郁等有缓解作用。

第五戏 鸟戏

1. 鸟伸

基本要求：

一、重心向下松沉，两掌腹前相叠，掌心朝下，目视前下方。

二、叠掌上举时，身体微前倾，同时提肩、缩项、挺胸、塌腰，目视前方。

三、平衡时，抬头、伸颈，肩胸向后打开，后腿上摆，身体成反弓形；两手成鸟翅状，向侧后方45°摆起，掌心斜向上。

教学要点：

一、上举时，要提肩、缩项、挺胸、塌腰。

二、摆腿时，腿要伸向正后方，支撑腿要伸直。

三、平衡时，身体要成反弓形，两掌要成鸟翅状，两臂要摆至后方45°。

纠正方法：

一、注意动作的松紧变化。掌上举时，颈、肩、臀部紧缩；下落时，两腿微屈，颈、肩、臀部松沉。

二、要想掌握好松紧变化，可先练习两掌相叠，在体前做上举下落动作，上举时收紧，下落时放松，逐步过渡到完整动作。

三、针对单脚支撑时重心不稳的问题，可以在身体重心移到支撑腿后，另一腿再向后抬起，支撑腿的膝关节伸直。

功理与作用：

一、两掌上举、下按，可加强肺的吐故纳新功能，增大肺活量，改善慢性支气管炎、肺气肿等病的症状。

二、两掌上举、后摆，松紧交替的练习方法，可疏通任、督两脉经气。

2. 鸟飞

基本要求：

一、提膝时，支撑腿自然伸直，提膝腿上提至腰部以上。

二、提膝上举时，重心向上升起，身体正直；两手成鸟翅状，在头顶相合，间距约5厘米，手背相对，指尖斜向上。

三、落脚合抱时，重心向下松沉，屈膝，身体正直；两手合抱于体前。

教学要点：

一、两掌上举时，两手腕不能相碰。

二、支撑腿要伸直，上提腿大腿要高于水平。

纠正方法：

一、两臂侧举，动作舒展，幅度要大。两臂不能直臂摆动，动作僵硬。两臂上举，尽量展开胸部；两臂下落内合，尽量挤压胸部。两臂上举时，力从肩发，先沉肩，再松肘，最后提腕，形成手臂举起的蠕动过程；下落时，先松肩，再沉肘，最后按掌合于腹前。

二、手脚变化协调配合，身体稳定，同起同落。动作可配合呼吸，两掌上提时吸气，头部百会穴上领，提胸收腹；下落时呼气，松腰松腹，气沉丹田。

功理与作用：

一、两臂上下运动可改变胸腔容积，增强血氧交换能力。

二、提膝独立，可提高人体平衡能力。

收势　引气归元

基本要求：

一、两掌上捧时，掌心朝上；下按时，掌心朝下；身体正直，两膝放松，自然站立。

二、腹前两掌合抱时，两臂先内旋侧起，再微外旋，随之两手虎口交叉，叠掌于腹前（男性左手在里，女性右手在里）；闭目静养。

教学要点：

一、两掌上捧时，不能耸肩直臂。

二、两掌向前划弧时，要与脐同高。

三、两掌叠于腹前，虎口要交叉。

纠正方法：

一、两掌上捧、下按时，身体重心相对固定，身体各部位要随之放松，直达脚底涌泉穴。

二、两掌腹前划平弧时，意念要放在掌心，衔接要自然、圆活，有向前收拢物体之势，意将气息合抱引入丹田。

功理与作用：

一、将练功时所得体内、体外之气，导引归入丹田，起到和气血、通经脉、理脏腑的功效。

二、通过搓手、浴面，恢复常态、收功。

（二）演练水平教学要点

（1）形：练习每一戏时，要根据动作的名称含义，做出与之相适应的造型，动作到位，合乎规范。特别是对动作的起落、高低、轻重、缓急、虚实要分辨清楚，不僵不滞，柔和灵活。

（2）神：健身气功·五禽戏与其他健身气功功法的不同之处在于，习练者须在习练过程中掌握五禽的神态，进入玩耍、游戏的意境，把神韵和动作形象逼真地表现出来。虎戏中，要仿效虎的威猛气势，虎视眈眈；鹿戏中，要效仿鹿的轻捷舒展，自由奔放；熊戏中，要效仿熊的憨厚刚直，步履沉稳；猿戏中，要效仿猿的灵活敏捷，轻松活泼；鸟戏中，要效仿鸟的昂首挺立，轻盈潇洒。

（3）意：习练每戏时，逐步进入五禽的意境，模仿不同动物的动作。练虎戏时，要意想自己是深山中的猛虎，伸展肢体，抓捕猎物；练鹿戏时，要意想自己是原野上的鹿，众鹿戏抵，伸足迈步；练熊戏时，要意想自己是山林中的黑熊，转腰运腹，自由漫行；练猿戏时，要意想自己是山中的猿猴，活泼灵巧，摘桃献果；练鸟戏时，要意想自己是江边小鸟，抻筋拔骨，展翅飞翔。意随形动，气随意行，达到意、气、形合一，以此来疏通经络、调畅气血。

（4）气：习练健身气功·五禽戏时，呼吸和动作的配合有规律——起吸落呼，开吸合呼，先吸后呼，蓄吸发呼。主要呼吸形式有自然呼吸、腹式呼吸、提肛呼吸等，可根据姿势变化或劲力要求选择呼吸形式。呼吸要求松静自然，"量"和"劲"都不能太过、太大，以不疾不徐为宜，逐步达到缓慢、细匀、深长的程度，以利身体健康。

第三节　健身气功·六字诀

一、功法概述

六字诀历史悠久，是中国古代流传下来的一种独具特色的健身气功方法。对历史文献资料和现存各种六字诀相关功法内容的分析表明，六字诀已形成了较完整的功法体系和理论框架。2001年底，国家体育总局健身气功管理中心在传承千年的六字诀的基础上，根据传统六字诀文献和功法实践，按照科学程序重新编创了"健身气功·六字诀"，并通过表演、培训、科研、赛事、段位评定等多种途径，使这一中华民族优秀的传统体育项目成为世界各国民众增进身心健康、了解中国文化的重要途径。

二、功法特点

（一）吐纳为主，导引为辅

呼吸吐纳、吐气发声，是健身气功·六字诀的主要锻炼内容。本功法用鼻纳气、以口吐气，且以吐气为主，正所谓"纳气一者谓吸也。吐气有六者，谓吹、呼、唏、呵、嘘、呬，皆出气也。"习练时要注意动作与呼吸吐纳、吐气发声的协调配合。

（二）读音口型，系统规范

系统规范的读音与口型训练，是健身气功·六字诀功法的突出特点。在呼吸吐纳的同时，要注意特定读音与口型的训练。通过不同的读音与口型，引动体内气机升降、出入、开合的变化，以此来调整与控制体内气机运行，进而达到调整气机平衡的作用。

（三）有声无声，各有其用

健身气功·六字诀在吐气读音的练习过程中，对于是否发出声音有非常明确的区分。初学发大声，然后改小声，最后变无声，三种方式循序渐进，对不同人群有不同的功效和作用。

（四）舒缓圆活，动静结合

舒缓圆活、动静结合是习练健身气功·六字诀的基调。习练过程中要做到心静、气顺、肢柔三个方面。心静即一尘不染，视而不见，听而不闻，直至忘我；气顺即微微绵绵，息息调匀，若无若有，直至忘息、闭定口鼻；肢柔即动中有静，屈伸柔活，毫不用力，升降开合之中气贯四肢。

三、功法练习

（一）动作技术基本要求

预备势

基本要求：

两脚平行站立，两脚间距约同肩宽，立项竖脊，含胸，目视前下方。

教学要点：

竖脊正身，周身中正，精神内敛，神不外驰，呼吸自然，气定神怡。

纠正方法：

一、两膝不能过直或过屈，肩部放松下沉，姿态不能太僵硬。

二、内收下颌，目视前方，脊柱竖直，注意力集中。

三、以自然呼吸为主，逐渐加大呼吸的深度，慢慢向腹式呼吸过渡，不要强求呼吸深长。

功理与作用：

可使习练者身体放松，心平气和，渐入练功状态；意守丹田可起到促进心肾相交，培育元气、养气安神等作用。

起势

基本要求：

一、两掌上托时，掌心向上，两手手指相对，约与胸同高。

二、两掌向前拨出时，沉髋后坐，掌向前撑，两臂成圆。

三、两掌轻覆肚脐静养时，两肘略外展，虚腋，两手虎口交叉相握。

教学要点：

一、两掌上托时，两肘不能向后，不能挺胸。

二、两掌向前拨出时，不要挺胸凸腹。

三、两掌轻覆肚脐静养时，两肘不能后夹、紧抱肚脐；两手虎口要交叉。

纠正方法：

一、两掌上托时，两肘向前，沉肩含胸。

二、两掌向前拨出时，身体后坐，掌向前撑。

三、两肘略外展、虚腋。

四、鼻吸鼻呼。两掌上托、向前拨出时呼气；两掌下按、收拢时吸气。

功理与作用：

一、通过两掌托、按、拨、拢及下肢的节律性屈伸，配合呼吸，外导内行，可以协调人体"内气"的升、降、开、合，并且有促进全身气血畅旺的作用，同时也为以下各式的习练做好准备。

二、腰、膝关节柔和的节律运动，有利于增强中老年人的腰、膝关节功能。

第一式 嘘字诀

基本要求：

一、穿掌与转体时，两膝伸直，身体转 90°；穿掌手指向转体方向。

二、转体时，两脚不动，身体保持垂直，水平旋转。

三、穿掌时，口吐"嘘"字音；发声吐气时，嘴角后引，槽牙上下平对，中留缝隙，气从槽牙间、舌两边呼出。

教学要点：

一、穿掌和转体要达到 90°，目要圆睁。

二、转体时，身体重心不能前倾或后坐。

纠正方法：

一、按照"嘘"字的标准口型和发声反复练习，直至规范。

二、要注意穿掌与吐气发声同始同终、气尽势成。

三、左右转体时，应注意两脚不动，身体保持垂直做水平旋转，胸口和穿掌手手指均应朝向正左或正右侧。

四、穿掌时中指引领，由腰间位置直达与肩同高的位置，切忌向左或右穿掌后，再抬（或落）掌至与肩同高；收掌时手臂放松，以腰带掌，按穿掌路线原路返回腰间。

功理与作用：

一、穿掌时配合两目圆睁，可起到疏肝明目的效果。

二、左右转体、交替穿掌、眼神变化等，可外导内引，牵拉两胁，疏通肝气，濡养筋脉，使肝气升发、气血调和；也可使人体腰部、膝部和躯干内部的脏腑，以及脊柱等得到有效锻炼。

第二式 呵字诀

基本要求：

一、捧掌时，微屈肘收臂，两掌小指一侧相靠，掌心向上，约与肚脐同高，目视两掌；屈肘时，略低头含胸，目视前下方。

二、两掌下插至肚脐前，两腿屈膝下蹲。

三、两臂外拨时，屈膝下蹲，掌心向外，两臂成圆。

四、两掌下插时，口吐"呵"字音；发声吐气时，舌体上拱，舌边轻贴上槽牙，气从舌与上腭之间缓缓呼出。

教学要点：

一、捧掌时，要目视两掌；两掌捧起屈肘时，不能挺胸抬头，要目视前下方。

二、两掌下插时，屈膝下蹲。

三、两臂外拨时，肘关节不能伸直。

纠正方法：

一、两掌向下插掌时两腿随之弯曲，百会虚领，带动整个身体微微上拔，与两掌下插之力形成对拉拔伸之势。

二、两掌捧起、屈肘时，不要挺胸抬头，要低头含胸。

三、要注意吐气发声与向下插掌同始同终、气尽势成。

功理与作用：

一、吐"呵"字音，具有泄出心之浊气、改善心脏功能、促进全身气血循环的作用。

二、捧掌上升、翻掌下插，外导内行，有改善心肾功能、平衡阴阳的功效。

三、两掌的捧、翻、插、拨和肩、肘、腕、指、膝、髋等各关节柔和连续地旋转、屈伸等运动，既锻炼了上肢、下肢关节的柔韧性、灵活性和协调性，也改善了局部血液循环、调节了全身气机、促进了气血运行。

四、规律的呼吸发声练习，有助于膈肌上下升降运动，使腹腔器官得到有效的挤压和按摩，改善和优化人体脏腑功能状态。

第三式 呼字诀

基本要求：

一、两掌向外展开时，沉髋后坐，臂掌外撑，手与腰运动方向相反。

二、吐气发声时，两掌向外展开与肚脐同高，两掌心之间的距离与掌心至肚脐之间的距离相等，掌心斜对肚脐。

三、屈膝下蹲，两掌向外展开时，口吐"呼"字音；发声吐气时，舌两侧上卷，口唇撮圆，气从喉出。

教学要点：

一、两掌向外展开时，不能挺胸凸腹。

二、吐气发声时，两掌不能高于肚脐，要斜对肚脐。

纠正方法：

一、两掌向外展开时不能挺胸凸腹或上体前倾。要注意与松腰敛臀、身体后坐、命门后凸相结合，形成上下、前后对拉拔长之势。

二、屈膝下蹲、两掌向外展开要与吐气发声协调，要同始同终、气尽势成。

三、两掌向外展开、内收合拢时，两掌心要与肚脐成等边三角形。同时注意屈膝时两掌向斜下方展开，伸膝时两掌向斜上方内收。

功理与作用：

一、口吐"呼"字音，具有泄出脾胃之浊气、调理脾胃的作用。

二、两掌与肚脐的开合鼓荡、外导内行，具有改善肠胃蠕动、健脾和胃、消食导滞、防治消化不良等作用。

三、逆腹式呼吸促进膈肌规律地升降运动，能有效挤压和按摩腹腔脏器，改善和优化脏腑功能。

第四式　呬字诀

基本要求：

一、两肘下落，夹肋，顺势立掌于肩前，掌心相对，两肩胛骨向脊柱靠拢，展肩扩胸，藏头缩项。

二、藏头缩项时，下颌略内收，目视斜前上方。

三、两掌前推时，口吐"呬"字音；发声吐气时，上下门牙对齐，留有狭缝，舌尖轻抵下齿，气从齿间呼出。

教学要点：

一、要按顺序完成立掌、展肩扩胸、藏头缩项。

二、藏头缩项时，头不能后仰。

纠正方法：

一、做立掌、展肩扩胸、藏头缩项动作时，要注意先立掌于肩前，展肩扩胸，再藏头缩项。

二、展肩扩胸时，要注意立掌时需先固定好两掌的位置，并在做展肩扩胸、藏头缩项时，始终保持两掌位置不动和掌心相对。

三、肩胛骨向脊柱靠拢时耸肩，藏头缩项时头后仰。要注意始终保持在沉肩状态下内收肩胛骨，藏头缩项时需注意下颌略内收，目视斜前上方。

功理与作用：

一、口吐"呬"字音，具有泄出肺之浊气、调理肺脏的作用。

二、展肩扩胸、藏头缩项与松肩推掌，可防治颈椎病、肩周炎和背部肌肉劳损等病症。

三、展肩扩胸、藏头缩项结合小腹内收的吸气锻炼，能有效按摩心肺，强化气血在肺内的充分融合与肺内气体的交换，增强呼吸功能。

第五式　吹字诀

基本要求：

一、两臂侧平举时，掌心斜向后，指尖向外。

二、两掌从腰部下滑时，口吐"吹"字音；发声吐气时，舌体、嘴角后引，槽牙相对，两唇向两侧拉开收紧，气从喉出后，从舌两边绕舌下，经唇间呼出。

教学要点：

两臂侧平举时，掌心要斜向后。

纠正方法：

一、两掌左右分开成侧平举时，要注意两臂微内旋向后成弧形拢气，逐渐转掌心至斜向后。

二、提臂于腹前时，要注意微屈膝下蹲、两掌下滑、中指指尖贴裤缝后，或两掌下滑至手臂伸直后，基本保持不屈肘的情况下向前抬前臂，抬至约与地面平行即可。

三、两掌屈肘提臂于腹前后，要注意两掌掌心相对，指尖向前。

功理与作用：

一、口吐"吹"字音，具有泄出肾之浊气、调理肾脏的作用。

二、两手对腰腹部进行按摩，可促使腰部气血旺盛，具有运转肾气、强腰壮肾、调节人体气血平衡等作用。

三、两掌掌心轻贴腰眼，能够激发命门之火，利于增强肾的功能，促使命门元气与胸中之宗气相辅相成、相互为用，充分发挥"肾为气之母""肾主纳气"等作用。

四、双手摩运带脉，可增强带脉总束诸脉之功能，能够健运腰腹、通利下肢，促使人体纵行诸多经脉协调和柔顺。

第六式 嘻字诀

基本要求：

一、两掌外开上举时，上臂保持水平状态，经面前分掌、外开、上举，两上臂成水平，两前臂分别斜向上、向外约45°，掌心斜向上；目视前上方。

二、吐气发声时，两膝放松，微屈膝下蹲。

三、两掌顺势外开至髋旁约15厘米处，掌心向外，指尖向下；目视前下方。

四、两掌下按口吐"嘻"字音；吐气发声时，舌尖轻抵下齿，嘴角略后引并上翘，槽牙轻咬，气经过槽牙边呼出。

教学要点：

一、两掌外开上举时，上臂要成水平，要目视前上方。

二、吐气发声时，两膝要微屈下蹲。

三、两掌外开时，掌心要向外，指尖向下。

纠正方法：

一、接吹字诀两掌自然垂落时，要注意保持屈态不变，不要直膝起身。

二、两掌外开上举时，要注意以肘带臂，提掌至肘与肩同高时，上臂高度应保持不变，再顺势将两前臂打开，摆至上臂与前臂间成 135° 夹角。

三、口吐"嘻"字音时，要注意发声与屈膝下蹲同步开始。

功理与作用：

一、口吐"嘻"字音，具有疏通少阳经脉、通调全身气机、协调脏腑经络的功效。

二、提手、分掌、外开、上举和内合、下按、松垂、外开，可以起到升开与肃降全身气机、调和全身气血畅通、促使人体阴阳平衡的作用。

三、吐"嘻"字音时面带笑容，发出中和之气，利于畅通三焦之气、濡润人体五脏六腑等。

收势

基本要求：

一、两手外旋内翻，转掌心向内，合抱收掌至腹前；两掌虎口交叉相握，轻覆肚脐。

二、两掌沿肚脐周围先顺时针方向、后逆时针方向按揉脐腹。

教学要点：

一、两掌虎口交叉。

二、要揉腹。

纠正方法：

形松意静，收气静养。

功理与作用：

通过收气静养、按揉脐腹，由炼气转为养气，可以达到引气归元的作用，进而使习练者从练功状态恢复到正常状态。

（二）演练水平教学要点

（1）**吐气发声。**吐气发声是六字诀独特的练功方法，因此，应特别注意口型的变化和气息的流动。习练者必须注意口型的要求，准确做出口型。出声时一是体会字音是否准确，二是体会每个字发声时的正确的口腔气流流动方式。此外，习练者还要掌握好"先出声，后无声"的原则。

（2）**以声助气。**采用特定的口型、规范的吐字发声来推动气息的运行，以此调整和控制内气的升降出入，进而调节相应脏腑的气血运行。

（3）**形随声动。**每式动作均符合每个字诀对应脏腑的气化特点，即形体动作与吐纳发声相对应。如"嘘"对应肝脏，肝主升发。嘘字诀中，穿掌转体，目渐圆睁，外导内行，使肝气升发、气血调和。

（4）**以气运形。**气息匀细柔长，动作舒缓圆活。通过吐纳发声，气息出入助力肢体动作，以气运身，内气外形，协调自然，练养相兼。

第四节 健身气功·八段锦

一、功法概述

健身气功·八段锦经历了一个漫长的发展演变过程，八段锦到底是何时何人所创，由于文献阙如，尚无定论。从现有文献资料来看，"八段锦"一词最早见于东晋葛洪《神仙传·栾巴传》。古人把这套动作比喻为"锦"，意为五颜六色，美而华贵，体现其动作舒展优美。此套功法以肢体动作为引，由外而内，疏通经络，调和气血，充盈脏腑，强壮筋骨，使八段锦的功能协同强化，以臻诚中形外，形正且整，气足神完，以达强身祛病之功效。

二、功法特点

（一）形与神合，气蕴其中

八段锦每一式都是身、息、心的协调统一。中国传统文化认为，人的生命是形、气、神的三位一体。形、气、神三者在生命运动中既各司其职，又相辅相成、相互制约，形成一个几近完美的生命系统，倘若其中任何一个失去作用，则另外二者都将受到损伤。

（二）质朴端庄，行易效宏

八段锦由八个定势动作按照一定次序编排而成。功法中的八个定势动作大多来源于日常生活，以淳朴实用为原则，不追求高难度或花哨的动作，绝无牵强造作之处；而且这些动作又经规范化、程式化、艺术化的改进而高于生活，达到"朴实而天下莫能与之争美"。八段锦的动作数量较少，动作路线不复杂，习练要领易于掌握，不仅易学、易练，而且可分、可合。

（三）松紧结合，动静相兼

八段锦的学练要求是"先求紧，后求松"，也就是先把筋骨抻开，把架子摆正，经过一段时间的练习逐渐换去身上的拙力，再求连绵柔和。动，是指在意念的引导下动作轻灵活泼、舒适自然；静，是指在动作的节分处沉稳，在每式主体动作的定势处，配合停闭呼吸，从外观上看有 1 ~ 2 秒的停顿，但内劲没有断，肌肉继续用力，保持牵引抻拉。

（四）舒展柔和，圆活连贯

八段锦蕴含着虚实、刚柔、动静，乃至升降开合等气机变化，要做到动作舒展柔和、圆活连贯，关键是在精神情绪上要保持中和之性，且行功时要做到脚下实、重心稳，时刻保持身体平衡；以腰为轴，上下相随；知晓节点，节节贯穿，无缝衔接。如此长久练功则必神清气爽、体态轻盈，从而达到畅通经络、调和气血、强化脏腑、健康身心之效果。

三、功法练习

（一）动作技术基本要求

预备势

基本要求：

一、两臂侧起时，沉肩、旋臂，掌心向后；目视前方。

二、成抱球状时，后顶虚领、立项竖脊、沉肩坠肘、虚胸实腹，掌心向内，与脐同高，两掌指尖相对，间距 10~20 厘米；目视前方。

三、屈膝下坐时，松腰敛臀，膝盖不超过脚背，脚尖向前，平行站立；目视前方。

教学要点：

一、两臂侧起时不能耸肩。

二、成抱球状时，不能掀肘、拇指上翘、其余四指朝向地面。

三、不能塌腰、跪膝、八字脚。

纠正方法：

一、成抱球状时应注意沉肩坠肘，指尖相对，拇指放平。

二、注意松腰敛臀，命门穴放松；膝关节不能前顶，膝盖不超过脚背，脚尖要朝前，平行站立。

功理与作用：

端正身型，调匀呼吸，宁神静气，启动气机，培育元气，使习练者进入练功状态。

第一式 两手托天理三焦

基本要求：

一、两掌带动前臂上抬至胸前，掌心向上，沉肩；目视前方。

二、两掌垂直向上托至胸前后，两臂内旋，继续向上托起，舒胸展体，肘关节微屈，掌心向上；抬头，目视两掌。

三、两臂继续向上抻拉时，肘关节伸直，力在掌根，意气达于掌指；目视前方。

四、两掌下落于腹前成捧掌时，掌心向上；目视前方。

教学要点：

一、两掌上托至胸前时，不能耸肩、前臂不平。

二、两掌在胸前翻转后垂直上托。

三、上托时不能耸肩，应抬头，目视两掌。

四、两掌保持抻拉时，肘关节不能弯曲。

五、两掌下落至斜下 45° 时，再屈肘回收。

纠正方法：

一、两掌上托至胸前时注意沉肩，两掌带动前臂上抬。

二、两掌翻转上托时要眼随手动，下颌先向上助力，给大椎穴适当的刺激，再收下颌配合两掌继续上托，至肘关节伸直，力在掌根，意气达于掌指。

功理与作用：

一、四肢、躯干的抻拉，并配合调息，有利于元气、水液在全身的布散与气机的升降，可调理三焦，畅通任、督二脉和手足三阴三阳经及脊柱相应节段；同时，可扩张胸廓，使腹腔、盆腔脏器受到牵拉、按摩，促进气血运行，提升脏腑功能。

二、对防治肩部疾患、预防颈椎病具有良好作用。

第二式 左右开弓似射雕

基本要求：

一、左右开弓时，注意手型变换，劲由脊发，侧推掌腕与肩平，指尖向上，沉肩坠肘，坐腕翘指。以龙爪平拉至同侧肩前，犹如拉弓射箭之势；两臂对拉保持一条直线；目视推掌方向。

二、两腿屈膝半蹲成马步时，两脚间距约为本人脚长的 3 倍，脚尖向前，大腿略高于水平，膝盖不超过脚尖。

教学要点：

一、八字掌、龙爪手型。颈项竖直，转头充分。

二、拉弓定势时不能耸肩，推掌时不能直肘、直腕。

三、成马步时不能撅臀、跪膝、重心偏移、脚尖外展。

四、收腿时，脚不能擦地。

纠正方法：

一、注意下颌内收，头转至鼻尖正对八字掌食指。

二、拉弓射箭时，注意沉肩坠肘，坐腕翘指。

三、推掌时直肘、直腕，要注意坐腕翘指。

四、成马步时膝盖不超过脚尖，垂直下坐，重心落于两腿之间。

功理与作用：

一、左右开弓时，利于扩大胸腔，增大肺通气量、回心血量和打开上焦；八字掌坐腕翘指、龙爪置于肩前云门处，可有效刺激手太阴肺经、手阳明大肠经，对于改善微循环、增大肺活量、增强心肺功能及提高指关节灵活性具有促进作用。

二、下蹲成马步时，可加强股四头肌、小腿后侧肌群等肌肉收缩，有效发展下肢力量，促进血液回流。

三、扩胸展肩、转头，可加强颈椎、胸椎的运动，纠正局部小关节的位置异常，调节颈、肩、胸、背部肌肉平衡，有利于纠正驼背等不良体态，防治颈椎病、肩周炎等。

第三式　调理脾胃须单举

基本要求：

一、两掌抱于胸腹前时，与胸同高之手，掌心向内，指尖斜向上；与腹同高之手，指尖斜向下；沉肩坠肘，如怀抱婴儿状；目视前方。

二、成单举时，上举手肘关节微屈，力达掌根，掌心斜向上，中指指尖与肩井穴在同一垂直线上；下按手至胯旁约 10 厘米处，肘关节微屈，力达掌根，掌心向下，指尖向前；动作略停，保持抻拉；目视前方。

三、上举手下落时，要按上举路线原路返回；目视前方。

教学要点：

一、两掌抱于胸腹前时，两臂不能抬肘，掌指不能横置于胸腹前。

二、成单举时，上举手中指指尖与肩井穴应在同一垂直线上；下按掌指尖应向前。

三、上举手下落时，应按上举路线原路返回；成捧掌时，两掌心应向上。

纠正方法：

一、两掌抱于胸腹前时，注意坠肘，使前臂和掌约成 45°，如怀抱婴儿状。

二、两掌上举下按时，上举手所经路线较长，注意下按手动作需稍缓慢，使两掌同时到位。

三、上臂下落时要沉肩、坠肘、旋臂，带动手掌按上举路线原路返回。

功理与作用：

一、上举下按成定势时，拇趾有意下压，可刺激足太阴脾经的隐白等穴位；抻拉、挤压两胁与中脘，可刺激大包穴和章门穴以及背部的脾俞、胃俞等穴位，促进胃、肠蠕动；还可以调节脊柱两侧肌肉、韧带的张力和刺激内脏神经，对提升五脏六腑尤其是脾胃的功能有促进作用。

二、两手上举下按的过程，利于脾的升清功能和胃的降浊功能，能改善人体消化、吸收能力。

三、两掌上下对拉，使脊柱两侧肌肉向相反方向用力，椎体两侧形成上下相对运动，增强了脊柱的灵活性与稳定性，利于防治颈、肩疾病等。

第四式 五劳七伤往后瞧

基本要求：

一、后瞧时，立身中正，胸部保持正对前方，转头不转体，旋臂充分，转头用力适度，两臂于体侧抻拉拔长；目视斜后方。

二、屈膝按掌时，松腰沉髋，重心下降，两腿膝关节弯曲，膝盖不超过脚背，脚尖向前；两掌按于胯旁，掌心向下，指尖向前；目视前方。

教学要点：

一、后瞧时，上体不能出现转动或后仰；两臂置于体两侧，立身中正，胸部保持正对前方，转头不转体，旋臂充分，转头用力适度，两臂于体侧抻拉拔长；目视斜后方。

二、屈膝按掌时，松腰沉髋，重心下降，两腿膝关节弯曲，膝盖不超过脚背，脚尖向前；两掌按于胯旁，掌心向下，指尖向前；目视前方。

纠正方法：

一、转头时，注意后顶虚领，下颌内收，尽量旋臂，缓慢转头，做到旋臂与转头协调一致。

二、转头时注意要立身中正，胸部保持正对前方，两臂外旋侧伸不超过体侧。

功理与作用：

一、两臂外旋时，展肩扩胸，有利于打开手三阴经和任脉，挤压手三阳经和督脉；两臂内旋时，肩胛骨微开、命门后凸，则有利于打开手三阳经和督脉，挤压手三阴经和任脉，并刺激背部腧穴、夹脊等。这种阴阳经交替开合，能发动全身经络气机、协调一身阴阳、调节五脏六腑功能。

二、转头后瞧时，可刺激颈部的大椎穴，牵拉两侧颈动脉，改善脑部供血，增强颈部、背部肌肉力量，缓解视觉疲劳和防治颈椎疾病等。

第五式　摇头摆尾去心火

基本要求：

一、两掌向上分托至头斜上方，肘关节微屈，掌心斜向上，指尖相对；目视前方。

二、两掌扶于膝关节上方时，沉肩坐腕，掌根悬空，手腕松沉，指尖斜向前；目视前方。

三、摇头摆尾时，以尾闾旋转为主，摇头时胸部微含，摆尾时要收腹。动作圆活连贯。

四、两腿屈膝半蹲成马步时，两脚间距约为本人脚长的 3 倍，脚尖向前，大腿略高于水平，膝盖不超过脚尖；上体保持中正，重心落于两腿中间。

教学要点：

一、两掌上托时，不能抬头。

二、两掌向上分托至头斜上方，肘关节微屈，掌心斜向上；目视前方。

三、两掌扶于膝关节上方时，两掌不能撑按大腿或虎口掐按大腿。

四、摇头摆尾时，不能挺胸、展腹。

纠正方法：

一、向一侧送胯时，头要同时侧摆，颈部放松，转脸目视上方，并随尾闾转动将头与尾同时旋转至正后方。

二、摇头摆尾时，注意沉胯、收腹、胸部微含。

三、下蹲成马步时，注意沉肩坐腕、掌根悬空，五指轻抚膝关节上方。

功理与作用：

一、摇头摆尾可提升阳气、通经泄热、平衡阴阳、畅通任脉与督脉、调理脏腑、滋阴补肾，使肾水上济，促进心肾相交；同时，牵动脊髓和马尾神经，可改善内脏神经功能，有助于提升卵巢、子宫、前列腺、膀胱等脏器的功能。

二、脊柱的回环旋转，加之头、尾的牵拉转动，以及提肛收腹与膈肌的下降，对脊柱有很好的保健作用；同时，腹腔脏器得到挤压、按摩，促进了中焦、下焦的消化、排泄及运化功能。

三、下蹲成马步、左右移动重心，能活动髋关节，改善局部血液循环，可防止股骨头坏死等疾病，并能发展下肢力量，提高身体的稳定性。

第六式　两手攀足固肾腰

基本要求：

一、两掌心贴背，沿脊柱两侧向下摩运至臀部后身体再向下俯。

二、身体向下俯时，颈、肩、腰要节节放松，特别是命门穴要放松，成背弓状；目视下方。

三、起身时，以臂带动身体，尽量舒展肢体。先塌腰翘臀，再引腰微抬头，成反弓状；目视前下方。

教学要点：

一、两掌经腋下反插向下摩运时不能提前俯身。

二、两掌向下摩运过程中不能屈膝。

纠正方法：

一、两掌经腋下反插向下摩运时，注意上体要先直立，两掌摩运至臀部后再向下俯身。

二、两掌向下摩运过程中始终保持挺膝。

三、形成背伸时，身体各部位用力顺序是先塌腰，后翘臀、引腰、微抬头。

四、上体抬起时，要以臂带身，两臂向前、向上带动抬起上体。

功理与作用：

一、脊柱的前屈与背伸运动，能提升脊柱的柔韧性和延展性，增强脊柱相关肌肉的力量，提升脊柱的稳定性，可有效防治颈椎、腰椎部疾病。

二、两掌摩运与俯身攀足，可循经按摩、牵拉膀胱经，刺激督脉和命门、肾俞等穴，加上起身时能有效牵拉足少阴肾经，可取得充盈经气、固肾壮腰的效果。

第七式　攒拳怒目增气力

基本要求：

一、两腿屈膝半蹲成马步时，两脚间距约为本人脚长的 3 倍，脚尖向前，大腿微高于水平，膝盖不超过脚尖；重心落于两腿中间，上体保持中正。

二、攒拳时，沉肩坠肘，上体保持中正；当肘关节逐渐伸直时，拳要越握越紧，眼睛注视冲出之拳，并逐渐瞪大；肘与前臂要贴胁肋部前送与回收。

三、旋腕时，先屈腕使掌指朝下，再朝里、朝上、朝外，以腕为轴绕立圆。

四、攒拳、旋腕、握固，要注意眼随手动。

教学要点：

一、冲拳时上体不能前倾、耸肩、掀肘。

二、做旋腕动作时，掌指要绕立圆。

纠正方法：

一、冲拳时，注意后顶虚领，沉肩坠肘，前臂擦肋，收髋敛臀，上体保持中正。

二、旋腕时，注意要先屈腕使掌指朝下，再朝里、朝上、朝外，以腕为轴绕立圆。

功理与作用：

一、怒目圆睁、摩运两胁、强力抓握、脚趾抓地、马步下蹲等动作，使全身肌肉、筋脉受到静力牵拉，加强了肝的藏血、疏泄功能，具有增强气力、强筋壮骨的作用。

二、冲拳时，通过保持髋关节和头部不动，加强了脊柱的左右拧转，利于提升脊柱的灵活性和旋转幅度，对调节脊柱小关节位置、维护脊柱健康有促进作用。

第八式　背后七颠百病消

基本要求：

一、立项竖脊，后顶领起，沉肩垂肘，提肛收腹，掌指下伸；同时，两腿并拢，脚跟提起，两脚脚趾抓地；动作略停；目视前方。

二、脚跟缓缓下落，轻震地面；同时，咬牙，沉肩、舒臂，周身放松；目视前方。

教学要点：

一、注意控制平衡。

二、颠足不宜用力过大。

纠正方法：

一、脚跟提起后脚趾用力抓地，后顶保持领劲，控制重心稳定，保持平衡。

二、震脚要缓慢下落，脚跟轻震地面。

功理与作用：

一、拉伸脊柱，脚跟回落震动，可挤压椎间盘，震动脊髓，调整脊柱小关节位置；加上收腹提肛和膈肌升降，强化了对内脏的挤压震动，可以促使内脏、关节复位以及缓解全身关节和肌肉紧张。

二、脚趾抓地和提踵，可以发展小腿后侧肌群的力量，提升人体平衡能力。

收势

基本要求：

一、两臂侧起时，掌心向后，掌指斜向下；目视前方。

二、两手掌相叠时，男性左手在内，女性右手在内；目视前下方，静养片刻。

教学要点：

收功体态安详，周身放松，气归丹田，静养片刻。

纠正方法：

思想上高度重视收势，不能松懈，按照收功步骤和要求将气息归元。

功理与作用：

引气归元，进一步巩固练功效果，并逐步恢复到练功前的状态。

（二）演练水平教学要点

（1）**立身中正。**立身中正即功法演练时注重端平正直、庄严大方，身型中正、心境平和、重心平稳、形正且整，同时要求练功时"时刻不丢顶"，即使在做倾身、俯身、摇转动作时也要保持斜中寓正、立项竖脊，以提起精神，克服动作松弛、低头、弯腰等毛病，使举手投足间显现出儒雅端庄、浑厚大气、肃穆宁静、神韵饱满、气宇融合的身心境界，给人一种质朴而显古意、端庄而不失灵活的中和美感。

（2）**神注庄中。**神是指人体的精神状态和正常的意识活动，以及在意识支配下的形体表现。健身气功·八段锦始于站桩，通过收视返听、精神内守，而率先"将养其神"；进而以意念引动形体，全神贯注于形体运动之中，做到形随意动、形动气随、动作虚实相生、松紧结合、动静相兼。渐能达于有意无意之间形动而不逾规，直至神意活泼自然地引体令柔，体现出内实精神、外示安逸，内外合一、形神共养的传统养生思想。

（3）**松紧结合。**松，是指中枢神经系统、肌肉、关节及内脏的放松；紧，是指适当用力，抻拉筋骨，且缓慢进行。松，须贯穿于健身气功·八段锦练习的始终；紧，主要体现在每一式主体动作定势时的一瞬间。健身气功·八段锦的习练应该是"先求紧，后求松"，也就是"先方后圆"，先把筋骨抻开，把架子摆正，通过一段时间的习练逐渐换去身上的拙力，再求柔和连贯，方显健身气功·八段锦的特点。此处所说的紧，主要体现在两手托天理三焦的上托，左右开弓似射雕的马步开弓，调理脾胃须单举的上举，五劳七伤往后瞧的旋臂后瞧，两手攀足固肾腰的俯身后闭气塌腰成反弓，攒拳怒目增气力的冲拳与旋腕，背后七颠百病消的脚趾抓地、提肛、收腹、竖脊、立项、头顶悬的定势动作。动作从外观上看似停顿，但肌肉、关节继续用力保持抻拉，使身体产生适度的紧张感，之后再徐徐放松做下一个动作。

（4）**动静相兼。**动是绝对的，静是相对的。动为阳、静为阴，动静相生转化是宇宙间一切事物不断运动变化发展的规律。动与静是指身体动作的外在表现。动，是指在意念的引导下动作轻灵活泼、节节贯穿、舒适自然；静，是指在动作的节分处须沉稳，特别是在动作的缓慢用力之处，即每式主体动作的定势，配合停闭呼吸，从外观上看有1～2秒的停顿，但内劲没有断，肌肉继续用力，保持牵引抻拉，体现了健身气功·八段锦起于桩、行于桩的主要功法特征。

第五节　健身气功·大舞

一、功法概述

健身气功·大舞是有意识、自主进行的身体活动，以达到促使某些疾病康复的目的。健身气功·大舞以舞宣导，内容是宣和导，宣是宣发、发散、升发、展开之意，导是导引、疏通，恢复之意。健身气功·大舞应用升、降、开、合的肢体动作，配合呼吸、意念，调理脏腑，疏通气血，培补元气，康复疾患，从而达到健身的目的。

二、功法特点

（一）以舞宣导，通利关节

大舞是以古代朴实的舞蹈元素与导引相融合，以脏腑的气机变化与"舞"的演变相结合，以舞的方式体现"三调合一"。大舞通过舞而宣发、以舞导气、以舞活血、以舞乐心，达到疏通经络、调和脏腑、康复身体的目的。

（二）以神领舞，以舞调心

中国传统医学认为，"神"是人体的精、气、血、津液、脏腑、经络功能活动的外在表现。舞的神韵、舞的风采、舞的律动、舞的美感、舞的快乐、舞的意境等与心神的引领相结合，注重以心神引领舞姿，以舞导气令和，以舞引体令柔；同时，以优美的舞姿调和内心。

（三）以舞正形，形神兼备

大舞以舞引导身心和谐运动，在宣发导引中，通过抻、拉、旋转、震、揉等方法运动。在舞动中，由外导内，由表及里，由点到面，通利内脏，起到内安脏腑的作用。

（四）内动外舞，身韵圆和

大舞通过躯干以脊柱为轴线做上提、下沉、内含、外腆、横拧、倾仰、冲靠、划圆、侧提等动作，带动四肢展现出各种舞姿或体态。"韵"指规律，是内在的气机变化规律，把内在的气机运行规律与舞的具体动作相结合，形成内动而外舞的风格，体现大舞独特的律动和神韵。

三、功法练习

（一）动作技术基本要求

预备势

基本要求：

一、并步站立时，两臂垂于体侧，周身中正，面带微笑。

二、两臂上举时，两臂举至额前上方约 30°，两臂之间约成 90°；目视前上方约 45° 处。

三、下蹲按掌时，尾闾下垂，敛臀；两膝不超过脚尖。

教学要点：

一、上抱时，两臂成弧形上举，目视前上方。

二、下蹲时，腰腹放松，尾闾下垂。

纠正方法：

一、百会上领，周身中正，呼吸自然。

二、松肩虚腋，腰腹放松，尾闾下垂，微微提肛，气沉丹田，心平气和，面带微笑。

功理与作用：

一、使习练者气沉丹田，外松筋骨，利于气血运行，为练功做好准备。

二、精神宁静，气定神敛，有利于心理调节。

第一式 昂首势

基本要求：

一、下蹲时，屈膝约 45°，抬头翘尾，脊柱成反弓，挤压肩胛骨，掌心向上，掌根与耳同高，目视前上方。

二、起身时，头中正，尾闾下垂，两臂外展成侧平举。

三、成马步时，两脚平行，两膝不超过脚尖。

教学要点：

一、下蹲时，脊柱成反弓，掌根与耳同高。

二、抬头时，目视前上方。

三、成马步时，膝盖不超过脚尖。

纠正方法：

一、下蹲脊柱成反弓时，以两肩胛骨之间的神道穴为点，左右肩胛骨、头尾部均向神道穴收敛，可适度挤压；收敛挤压时肩胛骨稍前，头尾部稍后。

二、下蹲时，要沉肩坠肘、压腕，使腕关节充分伸展。起身直立时，左右肩胛骨先松开，随之头尾部松开。

功理与作用：

一、重复反弓的动作，可以有效牵引椎间关节。

二、下蹲和刺激神道穴，能够增强下肢力量和平衡能力；同时，对脊柱、心、肺有调理作用。

三、脊柱反弓和伸展胸、腹，有利于改善胸、腹腔的血液分布。

第二式 开胯势

基本要求：

一、成弓步时，两掌至额前；掌桡侧与额相距约5厘米；掌心相对，间距约20厘米。

二、开胯展臂时，目视左手，则向左顶髋；目视右手，则向右顶髋。

三、侧撑手与肩同高，劳宫穴对应印堂穴；上撑手劳宫穴对应玉枕穴，上臂至水平线向上约45°。

四、丁步开合胯时，前脚掌踙转，刺激涌泉穴，挤压大敦穴。

教学要点：

一、开胯时，顶髋。

二、侧撑手与肩同高，上撑手劳宫对应玉枕穴。

三、丁步开合胯时，前脚掌踙转。

纠正方法：

一、向一侧摆臀时，另一侧腿要充分外旋。

二、两臂展开时肩胛骨要向左右拉开，臀部左右摆动时，要以胁肋部协调引伸，带动尾椎至颈椎逐节拔伸。

三、脊柱侧屈伸时，动作幅度要根据习练者的柔韧能力而定。

功理与作用：

一、开胯势通过开合、旋转来拉伸肩、髋，可以起到以大关节带动小关节的作用。

二、开胯势通过脊柱侧屈伸、两臂左右伸展，牵引胁肋部，配合挤压大敦穴，以起到疏肝理气、疏导气血的作用，并增强下肢力量和平衡能力。

第三式　抻腰势

基本要求：

一、伸臂时，先目视前上方，当手臂将要伸直时，下颌回收，目视前下方。

二、伸臂抻腰时，手臂、躯干与后腿成一条直线；前腿屈膝，后脚蹬地，躯干前倾 45°。

三、后坐时，前脚脚尖上翘、翘臀、塌腰、挺胸、抬头；两掌收回于胸前，掌根桡侧与膻中穴相距约 15 厘米。

四、转身时以双脚脚跟为轴，脚尖外展 90°。

五、提膝时，脚尖自然下垂；蹬脚时，脚尖上翘；上步时，向左（右）前方约 30° 落步，脚尖朝前。

教学要点：

一、伸臂抻腰时，手臂、躯干与后腿成一条直线，前腿屈膝。

二、后坐时，脊柱成反弓，前脚脚尖上翘。

三、上步时，向左（右）前方约 30° 落步。

纠正方法：

一、合掌时，两掌之间要成空心；前抻时，手脚要两头用力，延伸牵引，手臂、躯干、后腿要成一条直线。重心向后时，充分翘臀塌腰。

二、上步时，要避免两脚前后在一条直线上。

三、抻拉时，避免突然用力和强直用力，要松中有紧、缓慢柔和。

功理与作用：

一、手脚缓慢持续抻拉，节节引开，可抻筋拔骨，打开督脉，调理三焦，促进各关节周围肌肉、韧带及其他软组织的气血运行。

二、塌腰翘臀、挺胸抬头，合掌收回于胸前，可调理任、督二脉和心肺。

三、脊柱反向牵拉，对颈椎、腰椎及下肢关节有良好的保健和康复作用。

第四式　震体势

基本要求：

一、独立上提时，提膝至大腿高于水平，脚尖上翘；拳面经耳门，提至头顶上方。

二、落脚时，脚尖保持上翘，落脚点在支撑脚内侧垂线向后约 15° 处。

三、握固时，拇指指端掐无名指指根内侧，小指至食指依次抓握。

四、两臂下落时逐渐内旋，以合谷穴为点敲击胆经。

五、转体伸臂时，躯干旋转 90°，左手向右伸出，右手向左伸出。

教学要点：

一、提膝时，大腿高于水平，脚尖上翘。

二、落脚时，落脚点在支撑脚内侧垂线向后约 15° 处。

三、转体伸臂时，躯干旋转 90°。

纠正方法：

一、提膝抬臂时，向上引腰，提膝的高度因人而异，提膝握固上提，动作要上下相随。

二、下摆时，力量来源于动作惯性。手臂向下敲击胆经时，要松肩坠肘引腕，敲击气海时要和骶骨同步，力量来源于手臂下落的惯性。

功理与作用：

一、带脉和脊柱左右旋转，可增强腰部的灵活性；敲击胆经，震荡丹田、鼓荡正气、培补元气，使气有所运、精有所养、血有所行，以提高抗病能力。

二、在躯干、四肢的惯性和自身重力的作用下，伸展关节，可使髋关节、膝关节、踝关节得到牵拉，缓解长期过度负重引起的损伤，对下肢关节有良好的保健、康复作用。

第五式 揉脊势

基本要求：

一、成丁步时，一脚脚尖向前，再以另一脚的前脚掌为轴充分踏转。

二、揉脊时，躯干向左（或右）侧屈 45°，上伸手臂与同侧腿成弧线；下撑手劳官穴与大包穴同高。

三、两臂向一侧摆动和回收时，从踝至膝、从膝至髋、从髋至肩、从肩至手，节节引伸和回收。

教学要点：

一、向一侧伸展成弧形时，摆至头上方，手臂与身体垂线成 45°。

二、两臂侧摆时，从下向上节节引伸；两臂回收时，从下向上回收。

纠正方法：

一、起脚及落脚时应轻起轻落，收髋提膝时要以腰带动。

二、两臂旋转摆动时，从下至上节节引伸，手臂起时吸气，落时呼气。动作幅度因人而异。

功理与作用：

一、脊柱左右侧屈、伸展，可增强脊柱关节周围韧带的伸展性、弹性和肌肉力量，以维护关节的稳定性。

二、脊柱的侧屈、侧伸和腿的外旋，有助于疏理肝气，宣发肺气。

第六式　摆臀势

基本要求：

一、俯身时，由头经颈椎、胸椎、腰椎、骶椎，从上向下逐节牵引前屈；起身时，由骶椎经腰椎、胸椎、颈椎、头，从下向上依次逐节伸直。

二、合掌时，掌心成虚空状，掌根与膻中穴同高。

三、摆臀划圆时，尾椎与指尖应同时同方向转动。

四、成马步时，两脚平行，两膝不超过脚尖。

教学要点：

一、俯身时，含胸收腹，脊柱成弓形。

二、手与尾椎划圆时，指尖与尾椎的摆动方向一致。

三、合掌时，掌根与膻中穴同高。

纠正方法：

一、向左或向右摆臀时，以尾闾为着力点，手与尾椎的方向一致，目随手走。

二、摆臀时，动作幅度由小到大，不可强求。

功理与作用：

一、摆臀动作与尾椎带动脊柱再带动四肢运动，会对脊柱及内脏起到按摩作用，可内安脏腑，增强腰、髋关节的灵活性。

二、合掌旋转，对肩、肘、腕及掌指关节可起到按摩和牵拉作用，调理任、冲二脉及带脉，对腰腿劳损有保健、康复作用。

第七式　摩肋势

基本要求：

一、退步摩肋时，上体中正，掌根沿腋中线向下推摩，经过髋关节。

二、俯身时抬头，一手攀足，一手至背后上方，约水平线向上45°处，掌心斜向上。

三、转身抡臂时，以腰带臂，两臂内旋，划立圆。

教学要点：

一、退步摩肋时，躯干直立，掌根经髋关节。

二、转身抡臂时，以腰带臂，两臂划立圆。

三、俯身攀足时，抬头。

纠正方法：

一、躯干旋转要以腰带动胁肋部，推摩要节节贯穿、连绵不断。

二、在开始练习时，可把动作分解练习。

功理与作用：

一、抡臂、攀足和腿的屈伸，可增强肩关节的灵活性和下肢的柔韧性。

二、两手对两胁大包穴的按摩及脊柱的左右拧转，可促进肝的疏泄和脾的运化功能。

三、通过练习，可提高身体的协调性。

第八式　飞身势

基本要求：

一、上步或退步时，两臂在侧平举的水平线周围 45° 划圆。

二、挥臂转身时，膝微屈，头平转，上方手臂在肩水平线上，与水平线成 45° ；上方手腕外旋且指尖向上，下方手腕内旋且指尖向下。

三、提膝时，脚尖自然下垂，两肘微屈。

教学要点：

一、两臂在侧平举的水平线周围 45° 划圆。

二、挥臂转身定势时，两膝微屈，两臂与水平线成 45° 。

三、提膝时，脚尖自然下垂。

纠正方法：

一、在上步和退步时，脊柱在前后方向小幅度蠕动。

二、两臂划弧要连贯、轻松自然，上步、退步要平稳，配合呼吸，两脚并拢后不移动。

三、躯干充分向左或向右旋转时，两臂要上下牵拉旋转，旋转动作以脊柱为中心，头要平转，动作缓慢。

功理与作用：

一、通过两臂带动全身的气血升降，脊柱的前后蠕动和左右旋转，具有牵引三焦、任脉与督脉、带脉等经络，直到理顺全身气血的作用，为收势做好准备。

二、胸腹的上提和下落，可按摩内脏。

三、脊柱旋转刺激中枢神经和神经根，牵引内脏，对脊柱的小关节有理筋整骨、通络活血的作用。

收势

基本要求：

一、上抱时，身体中正，两臂环抱。

二、下按时，两掌至膈肌高度转掌心向内。

教学要点：

一、上抱时，松肩、松肘。

二、下按时，注意胸前转掌。

纠正方法：

一、手臂环抱、引气归元时，以下丹田为中心，要有内敛之势。掌心对下丹田时，动作稍停。

二、动作宜松、柔、自然流畅，心静体松，气定神敛。

功理与作用：

使练功者收敛心神、引气归元。

（二）演练水平教学要点

（1）舞：大舞功法的基本特征。通过舞与导引融合，以舞导气、以舞引体令柔、以舞活血、以舞乐心，达到疏通经络、调和脏腑、康复身体的目的。

（2）神：大舞的灵魂。注重以心神引领舞姿，以舞导气令和。通过舞的神韵、舞的风采、舞的律动、舞的美感、舞的快乐、舞的意境与心神的引领相结合，实现以优美的舞姿调和内心。

（3）身：大舞功法的基本身法。躯干以脊柱为轴线做上提、下沉、内含、外腆、横拧、倾仰、冲靠、划圆、侧提等动作，带动四肢展现出各种舞姿或体态。

（4）韵：大舞功法中身姿动作与气机变化规律的结合，形成内动而外舞的风格，体现大舞独特的律动和神韵。

第六节　健身气功·马王堆导引术

一、功法概述

健身气功·马王堆导引术的动作主要取自湖南省长沙马王堆 3 号汉墓出土的帛画《导引图》，选取其中 17 个图式，遵循中医经络学说的十二正经链接规律编创的健身功法。马王堆导引术包括起势、收势共有 14 个动作，整套功法的编创以整体观为指导，通过疏通经络、调和气血、平衡阴阳，达到强身健体的目的。功法依据健身气功的基础理论，围绕肢体开合提落、旋转屈伸、抻筋拔骨的特点设计动作，符合人体运动规律。

二、功法特点

（一）循经导引，形意相随

健身气功·马王堆导引术动作编排与中医经络理论相结合。习练者要了解人体经脉的基本运行路线，便于掌握动作要领，注重用意念引导气机在经络中运行，使意念与形体保持互行互随，实现循经导引之目的。形意相随是在功法的习练过程中，意念活动与形体动作相互配合，是循经导引的关键要素。在练习过程中，强调以意念为中心，以动作为主体；以意引形，以形导气，形意相随；意念循行于每式动作相关的经络所属的脏腑位置和走向，以便有序地收缩肌肉，驱动关节，延展肢体；实现激发人体气机，推动气血运行，畅通经络，调和脏腑的功能。

（二）抻筋拔骨，松紧交替

上下肢体与躯干充分地屈伸提落、外展内收、扭转等，使人体的骨骼及大小关节呈现多方位、广角度的抻拉，同时运用内在气息，从内而外引抻筋经，使各部位大小关节处的肌腱、韧带、关节囊等组织得到牵拉，再配合松紧交替的运动形式，引体令柔，进而达到疏通气脉，调和气血，改善各关节活动功能，内安脏腑的目的。例如，第四式龙登，在手臂上举的时候压掌提踵，对身体筋骨有较好的抻拉作用。

（三）旋腕摩肋，以梢引根

健身气功·马王堆导引术功法动作多处设计有手腕的旋转摩肋，体现了动作特性，提升了功法的习练效果；同时也通过摩肋来刺激肝经，达到疏肝理气的功效。马王堆导引术动作中多处设计手腕的屈伸、足踝拧�、提落和勾踢等动作，以达到抻筋拔骨、牵拉脏腑、刺激经络的功效。这种以梢节引导根节，延展肢体，由内而外的动作特点区别于其他健身气功功法。

（四）典雅柔美，舒缓圆活

健身气功·马王堆导引术的编创取材于《导引图》，功法动作力图达到健身养生功效，同时也侧重活化并重现《导引图》特有的古朴、典雅之美，重新赋予其生命力。演练功法时，要完整呈现其典雅、柔美的技法和风格特征。马王堆导引术功法的编创还将健身功效与身体美学相结合，力求通过技术动作的设计和整套功法的演练展现功法的美学特征。而整套功法的演练，表现的是动作形态的独特优雅、动作节奏的舒缓柔和、动作路线的圆活流畅，从而呈现出动作意境的典雅与柔美，既表现了古人"贵柔"的哲学思想，也再现了中国传统文化的精髓与身体艺术的完美融合，可以让习练者获得惬意的练功体验。

三、功法练习

（一）动作技术基本要求

预备势　起势

基本要求：

一、两脚开立时，与肩同宽；重心在两脚之间，脚尖向前，身体中正；目视前方。

二、两掌上抬时，掌心斜向上，与肚脐同高，两臂自然伸直；同时，百会穴上领，微提踵。

教学要点：

一、身体中正；两脚间距与肩同宽，脚尖朝向正前方。

二、两掌上抬时，与肚脐同高，微提踵。

三、按掌时，掌指朝前；以掌根为轴旋臂转掌。

纠正方法：

一、并步时，两脚脚跟、脚尖并拢；下颌微收，颈部后侧轻轻后贴，百会穴随之轻轻上领。

二、百会上领，含胸拔背，命门穴轻轻后贴。

三、两掌上抬时，注意手和脚运动的先后顺序。脚先动，重心缓缓移至两脚前脚掌，随之微提踵；两掌随提踵顺势抬起至与肚脐同高。

四、按掌时，注意百会穴上领；先落踵，随之两掌顺势下按。

功理与作用：

一、端正身型，调匀呼吸，宁神静气，启动气机，使习练者进入练功状态。

二、微展肩可打开气户穴，启动气机。

三、两掌上抬、下按，配合呼吸，可引导清气上行、浊气下降，逐渐进入练功状态。

四、通过有节奏地抬掌、按掌和提踵、抓地，可以改善手足末端气血循环，起到温煦手足的作用。

第一式　挽弓

基本要求：

一、屈肘立掌时，掌心相对，与膻中穴同高，两掌间距约 10 厘米，目视前下方。

二、挽弓时，两腿伸直，髋关节侧顶；一侧手臂前伸，另一侧手臂屈肘后拉，肘与肩平；头略后仰，目视前上方。

教学要点：

一、屈肘立掌时，两掌心与膻中穴同高。

二、开掌时，扩胸展肩；合掌时，松肩含胸。

三、转体时，脚外展、内旋约 90°。

四、顶髋，两腿伸直；身体不能过度前倾。

纠正方法：

一、扩胸开掌、含胸合掌时，胸部开合带动两掌开合，动作与呼吸配合，开吸合呼。

二、顶髋挽弓时，身体随重心后移，尽量保持中正，百会穴上领。

三、沉肩与顶髋的动作要同时完成，不能过分牵拉。

功理与作用：

一、扩胸展肩、抬头顶髋，可以有效刺激内脏及拉伸颈、肩部肌肉，有利于颈、肩部运动不适的预防和调治。

二、动作配合呼吸吐纳，有利于祛除胸闷、改善气喘等。

三、顶髋挽弓，有助于调整髋关节不适，有效锻炼腰部肌肉，有塑形健美的作用。

四、伸臂时，意念从肩内侧中府穴到少商穴，可调理手太阴肺经。

第二式　引背

基本要求：

一、提踵插掌时，两臂内旋向前下方插出，同时提踵、拱背；手臂与身体的夹角约成 30°；目视食指端。

二、旋腕摩肋时，手背贴身，从小指开始依次旋腕摩运胁肋部。

三、身体后坐时，微屈腕；同时低头、拱背、收腹；目视手腕相对处。

教学要点：

一、插掌时，充分提踵拱背；手臂与身体的夹角约为 30°。

二、旋腕摩肋时，两手手背贴身，从小指开始依次旋腕。

三、身体后坐时拱背，目视手腕相对处；前移按掌时，目视远方。

纠正方法：

一、伸臂拱背要充分，两臂内旋手背相对，食指引领向下插掌，两食指间距与鼻翼同宽，含胸收腹，目视食指端，注意眼睛近观和远望的变化。

二、后坐拱背时，躯干成弓形；重心后坐时，躯干整体回收，胸贴背，腹贴腰。

三、摩肋前，腕关节轻贴胁肋部；腕关节在胁肋部位置相对固定，从小指开始依次旋腕摩肋。

功理与作用：

一、拱背时，使肩、背部肌肉得到充分牵拉，有利于改善肩、背部运动不适。

二、牵拉两肋，刺激肝胆，配合近观和远望，有利于对眼部不适的预防和调治。

三、拱背时，意念从食指端到迎香穴，可调理手阳明大肠经。

第三式 凫浴

基本要求：

一、并步顶髋时，两腿屈膝半蹲，髋关节侧顶；两手摆至身体斜后方约 45°，目视斜前方。

二、旋腰摆臂时，以腰带动手臂向体侧摆动，掌心相对；目视斜后方。

教学要点：

一、并步后充分顶髋，身体不能后仰或前倾；两臂摆动至斜后方 45°。

二、转体摆臂时，以腰带臂；两掌心上下相对；身体侧屈时含肩；胸部朝正前方。

三、直身举臂时，重心以脚、小腿、大腿、髋部、腰部、肋部、上臂、前臂、手掌的顺序依次直身、举臂。

纠正方法：

一、并步顶髋时，调正身型，上体尽量保持中正，屈膝顶髋；头部水平旋转，目视斜前方。

二、横跨步后，以腰带动手臂，摆动幅度由小逐渐加大，幅度、力量因人而异。

三、两手臂摆到体侧后方后，向侧顶髋时，两膝内侧要贴紧。

四、直身举臂时，两手向同侧延伸，依靠身体外侧直起的力量，带动手臂举起。

功理与作用：

一、以腰为轴枢左右摆臂和转体，有利于减少腰部脂肪的堆积，起到塑身作用。

二、顶髋摆臂旋腰，有利于对腰、肩部运动不适的预防和调治。

三、两掌下落时，意念从承泣穴到天枢穴，引导经气下行，起到调理足阳明胃经的作用。

第四式　龙登

基本要求：

一、屈膝下蹲时，两掌在胸前成莲花状，全脚掌着地，目视两掌。

二、两掌上托时，以腕为轴压掌，掌心向上；同时提踵，目视前下方。

教学要点：

一、八字开立时，两脚脚尖外展夹角达 90°；身体中正直立。

二、屈蹲插掌后，脚跟踏实地面，大小腿充分折叠，臀部下沉。

三、提踵、压掌、目视前下方要同步完成。

纠正方法：

一、屈蹲插掌，下蹲时，根据习练者的年龄和柔韧性，可以选择全蹲或半蹲，脚跟着地；身体以腰为中心，尽量屈曲。

二、手掌外展提踵下视时，全身尽量伸展，保持重心平稳。

三、百会上领，竖直颈椎，目视前下方。

功理与作用：

一、屈曲、舒展全身，刺激脊柱，有助于调整椎体间小关节紊乱，促进周身气血循环，增强下肢力量。

二、直膝、提踵压掌可牵拉腹腔通畅三焦，有利于祛除胸闷、气郁、气喘等身体不适。

三、提踵而立可以发展小腿后侧肌群力量，拉长足底肌肉、韧带，提高人体平衡能力。

四、两手上举时，意念从隐白穴到大包穴，起到调理足太阴脾经的作用。

第五式　鸟伸

基本要求：

一、前俯按掌时，上体与地面平行，两掌按于体前，抬头；目视前方。

二、脊柱蠕动时，由腰椎、胸椎、颈椎节节伸展，两掌随蠕动前摆下按；随之抬头，目视前方。

教学要点：

一、提踵开步，两脚间距与肩同宽；提踵时身体中正不能前倾；落跟时，身体垂直下落不能后仰。

二、摆臂蠕动时，躯干后仰角度适中，不能过大且要由下向上节节蠕动。

三、蠕动脊柱时，从尾椎至腰椎、胸椎、颈椎节节蠕动；两臂随脊柱蠕动自然摆动。

四、前俯按掌时，上体与地面平行，抬头，目视前方。

纠正方法：

一、蠕动摆臂、后仰时注意控制身型，避免过度仰身。

二、躯干蠕动前注意塌腰。在此基础上，先敛臀，次收腹，再含胸缩项，进而带动脊柱逐节向上蠕动。

三、手臂放松，随脊柱蠕动顺势摆动。

功理与作用：

一、屈膝旋臂、蠕动摆臂、蠕动隆起及向下还原等动作，通过波浪式蠕动刺激脊柱，有助于调节椎体间小关节紊乱，改善背部不适，促进周身气血循环。

二、前俯按掌、抬头，有助于颈、肩部运动不适的预防与调治。

三、两臂内旋外摆时，意念从极泉穴到少冲穴，起到调理手少阴心经的作用。

第六式　引腹

基本要求：

一、旋臂顶髋时，两臂侧平举，一侧手臂内旋，另一侧手臂外旋；同时髋关节侧顶，上体保持中正；目视前方。

二、顶髋撑按时，上撑掌掌心向上，小指对应肩部臑俞穴；下按掌掌心向下，拇指对应环跳穴；目视斜前方。

教学要点：

一、旋臂时一侧身体要松膝沉胯向对侧顶髋；身体保持中正，不能过度侧倾。

二、顶髋撑按时，上撑掌小指对准肩，下按掌指尖朝前。

纠正方法：

一、顶髋时，注意保持身体中正。

二、顶髋按掌时，上穿掌过程中，手从面前上穿后在肩上方撑掌，避免过度侧拉；通过顶髋，两手上撑下按同时进行。

功理与作用：

一、左右顶髋，有助于调节髋关节不适，有利于减少腰部脂肪的堆积，可起到塑身作用。

二、内外旋臂，有助于刺激手三阴经、手三阳经，促进气血循环。

三、左右顶髋，配合手臂动作，对腹腔进行按摩，刺激内脏，有助于消化不良、腹部胀气等脾胃不适的预防与调治。

四、上撑时，意念从少泽穴到听宫穴，起到调理手太阳小肠经的作用。

第七式　鸱视

基本要求：

一、上步摩肋时，以手腕为轴，从小指开始依次旋腕摩肋。

二、勾脚探视时，勾脚约与支撑脚踝关节同高；探视时，两手带动肩部后拉，下颌向前上方引伸。勾脚、探视、肩部后拉、下颌前伸须同步完成。

教学要点：

一、上步摩肋时，两手背贴身，从小指依次摩肋。

二、勾脚探视时，拉肩引头前探，脚尖勾起，身体中正不后仰。

纠正方法：

一、两臂上举时，掌心向外，成勾手，头微向前用力；同时完成勾脚、探视、肩部后拉、下颌前伸动作时，注意嘴唇微闭，舌尖抵上齿龈内侧，鼻吸鼻呼，不可以张嘴。

二、勾脚探视时，支撑脚膝关节微屈，臀部似坐于脚跟处，保持身体中正，重心平稳。

功理与作用：

一、伸臂拔肩，头颈前探，有利于颈肩运动不适的预防与调治。

二、上步抬腿踢脚，可增强身体平衡能力，有利于预防与调治下肢运动不适。

三、探视时，意念从头部睛明穴，经后背到达小脚趾端至阴穴，可以起到调理足太阳膀胱经的作用。

第八式　引腰

基本要求：

一、抵腰前推时，两手指腹抵按腰部向前推出；身体随前推后仰；下颌微收，目视前方。

二、转腰提肩时，脊柱旋转带动肩部提起；两臂自然伸直；目视左（右）侧方。

三、直立提手时，两手手背相对，沿身体中线上提至俞府穴。

教学要点：

一、抵腰前推时，以指腹推动腰部前伸，下颌微收，目视前方。

二、左（右）提肩转头时，脊柱整体侧转，转腰提肩与转头方向一致，同时保持对侧手臂不动，目视左（右）侧远方。

纠正方法：

一、身体前俯时，保持躯干与地面成水平，脊柱在水平面内自然伸展，目视前下方，保持颈椎伸展，头正颈直不低垂。

二、左（右）提肩转头时，脊柱整体侧转，转腰提肩与转头方向一致，同时保持对侧手臂不动，目视左（右）侧远方。

三、两臂内旋掌背相对上提时，意念从脚底（涌泉穴）经膝关节内侧（阴谷穴）至锁骨下（俞府穴）。

功理与作用：

一、摩运带脉，有助于健脾利湿，缓解腰痛、疝气等不适症状。

二、抵腰前推，有助于调节腰部小关节紊乱，缓解腰部不适。

三、转腰旋脊，刺激脊柱及周围神经，有助于任、督二脉气血畅通。

四、直立提手时，意念从涌泉穴到俞府穴，可以起到调理足少阴肾经的作用。

第九式　雁飞

基本要求：

一、两臂侧举后始终保持直线。

二、举臂屈蹲时，两臂与地面垂线成45°。

三、转头下视时，保持身体姿势不变，仅颈椎转动。

教学要点：

一、两臂在体侧成直线。

二、举臂屈蹲时，两臂与地面垂线成45°。

三、转头时，颈椎水平转动。

纠正方法：

一、并步站立时，两臂侧平举，掌心向下，目视前方。

二、翻掌上举，至两臂侧倾约与地面成45°夹角，身体随之微侧倾。

三、转头下视时，仅颈椎转动。

功理与作用：

一、身体左右倾斜，可以调理全身气血的运行，有平气血、宁心神的功效。

二、转头下视，可以刺激前庭器官，有助于调节平衡功能。

三、转头下视时，意念从胸内天池穴经肘横纹中曲泽穴至中指指端中冲穴，可以起到调理手厥阴心包经的作用。

第十式 鹤舞

基本要求：

一、保持身体正直。

二、前后平举时，掌心朝下，与肩同高，目视前方。

三、屈蹲按掌时，目视右（左）方；直立推掌时，目视后掌。

教学要点：

一、两臂前后平举时，目视前方。

二、直立推掌时，头转向正后方。

三、身体中正，不可以前倾或后仰。

纠正方法：

一、整体动作在完成过程中要圆活连贯，上下肢协调配合，特别是膝、肘的升降与屈伸配合要达到屈膝时沉肩收臂、直膝时伸肘推掌，力达掌根，脚趾抓地。

二、直立外推时，身体中正，头正颈直；重心停在两脚之间；躯干、两臂与下肢约成十字状；两臂平推时与地面平行。

三、左右转体时，躯干水平转动。

功理与作用：

一、两手臂前后摆动和躯干的扭转，可以有效促进全身气血的运行，有利于对颈、肩、背、腰部运动不适的预防与调治。

二、重心升降与两臂大幅摆动结合呼吸，有助于调畅气机。

三、直立推掌时，意念从无名指指端关冲穴到面部丝竹空穴，可以起到梳理手少阳三焦经的作用。

第十一式 仰呼

基本要求：

一、开臂仰呼时，挺胸、塌腰、颈部放松，微抬头；目视前上方。

二、提踵提手时，两肩放松。

教学要点：

一、两臂左右分开下落时，要挺胸、塌腰、头后仰。

二、提踵提手时，指尖向下，两肩放松，目视前下方。

纠正方法：

一、开臂仰呼时，开臂的同时挺胸塌腰，使躯干前倾；头部放松。

二、提踵提手、落踵摩运时，由跟而发，升降重心，双手随重心起落而提落。

功理与作用：

一、开臂仰呼，可祛除气喘、胸闷等身体不适，且有利于颈、肩运动不适的预防与调治。

二、提踵、落踵可增强小腿后侧肌群力量，拉长足底肌肉、韧带，提高人体平衡能力。

三、从开臂仰呼开始，意念从面部瞳子髎穴到脚趾端足窍阴穴，两手沿胆经的走向摩运，可以起到调理足少阳胆经的作用。

第十二式　折阴

基本要求：

一、上步举臂时，身体保持中正；两手上下引伸。

二、前俯拢气时，两手从两侧向前、向内、再向下的运行路线须连贯圆活。

三、起身上捧时，先松膝，再上捧；两手行至腹侧与期门穴同高时转掌下落。

教学要点：

一、上步举臂时，身体中正；两手指尖上下牵引，拉伸躯干。

二、前俯拢气时，两手从两侧向前、向内、再向下的运行路线须连贯圆活。

三、起身上捧时，两膝先微屈，再上捧，上捧至与期门穴同高。

纠正方法：

一、上步举臂时，两手上下形成对拉力，尽量拉伸躯干，松肘，目视前方。

二、前俯拢气时，两掌向前、向内行至间距略宽于肩时，开始缓缓向下拢气。起身上捧时，两膝微屈是一个动作过程，非定势。

三、两掌上捧至与期门穴同高，然后转掌下落，目视前方。

功理与作用：

一、手臂伸举旋落，有利于肩部运动不适的预防与调治。

二、身体折叠前俯，可有效刺激内脏，并有利于脊柱各关节运动不适的预防与调治。

三、托掌、拢气、上捧、下按的导引呼吸细、匀、深、长，有助于调理气机。

四、起身上捧时，意念从脚趾端大敦穴经膝关节曲泉穴至胸部期门穴，可以起到调理足厥阴肝经的作用。

收势

基本要求：

一、两掌三次向前合抱时，掌心劳宫穴分别对应膻中穴、中脘穴、神阙穴。

二、摩肋时，两手背贴身，以腕为轴带动两手从小指开始依次摩运胁肋部。

三、合抱神阙穴时，虎口交叉叠掌于腹前；随之两手沿带脉摩运至腰侧，按掌下落；并步站立，身体正直，目视前方。

教学要点：

一、两次摩肋时，注意以腕为轴，带动两手从小指开始依次摩运胁肋部；摩运后，手腕随即放松侧起。

二、三次合抱时，注意掌心劳宫穴分别对应膻中穴、中脘穴、神阙穴。

三、合抱神阙穴时，两手虎口交叉；沿带脉摩运后按掌下落。

纠正方法：

一、摩肋结束时，两手腕以腰带肩、以肩带臂、以臂带手，顺势松开侧起。

二、两掌三次向前合抱时依次对应胸部膻中穴、上腹部中脘穴、中腹部神阙穴，找到相应位置，以掌心与之相接，提高感知能力。

三、两掌相叠于腹前时，虎口交叉；分掌下按时，两掌沿带脉摩运至腰侧，然后按掌下落。

功理与作用：

一、三次合抱，向三处主穴定向引气，有助于促进体内外气体交换，同时提高身体感知能力。

二、引气归元，静养心神。

三、意想涌泉，平和气息。

（二）演练水平教学要点

（1）动作结构规范。每套健身气功功法都有具体的动作结构的规范标准，习练者、指导员或教练员在学练和指导教学中应将动作起止点、路线、方位角度和动作的基本姿势等作为第一重点，细化动作的手型、步型、身型、手法、步法、腿法等动作规格，以符合功法技术教学要求，使身体各部分处于合乎生理特点的自然、松弛、平衡状态，达到形正气顺的目的。习练者正确做动作有利于放松精神、调整呼吸、调畅气血、柔筋壮骨、疏通经络、调动内气运行。肢体的运动使五脏安和、内外协调，功法整体功效得到强化。

（2）演练技法得当。功法演练质量如何，关键是技法是否得当。在健身气功功法演练中，首先要做到松静自然、动静有序。其次要升降开合、劲力顺达。如挽弓动作两肩胛骨外展时吸气，内合时呼气；仰呼动作两臂上举时吸气，下落时呼气；鹤舞动作，两掌向下按推时，手臂暗蓄劲力，表面看来轻松缓慢、连贯圆活，实则身心统一。最后要虚实分明、动作协调。如引背动作身体重心的前后移动，鸥视动作在完成踢腿勾脚过程中身体重心的控制，以及折阴动作身体重心的前后移动，要清晰明确。

（3）神韵意气合一。吐故纳新、精神内敛、意气合一是传统养生功法区别于其他体育运动的主要特征。功法演练过程中达到意、气、形、神合一的状态，才有畅通气血的功效。

第七节　健身气功·十二段锦

一、功法概述

十二段锦属古代导引术，由十二段动作组成。据考证，十二段锦这一名称最早出现在清代乾隆年间徐文弼编辑的《寿世传真》一书，其功法内容则来自"钟离八段锦法"。"钟离八段锦法"出自明朝《正统道藏》中的《修真十书》。由此推测，"钟离八段锦法"最晚应该在北宋时期就已经出现。

进入明代，"钟离八段锦法"被诸多养生文集收入，虽然歌诀与内容没有变化，但名称却有改变。明代嘉靖年间，署名为河滨丈人的作者撰《摄生要义》，书中以"钟离八段锦法"为基础，参阅其他导引法，编成"导引约法十六势"，之后冷谦撰《修龄要旨》又将其改为"十六段锦"。到了清代乾隆年间，徐文弼将"钟离八段锦法"的 8 张图谱增加到 12 张，对其歌诀和阐释有所改动，更名为"十二段锦"，并收入其编辑的《寿世传真》，其功法内容基本保持了"钟离八段锦法"的原貌。清代咸丰年间，潘霨以徐文弼"十二段锦"为主体，辅之以"分行外功诀"，参阅医经各集，对"十二段锦"又做了进一步完善，并把此功法收入其编撰的《卫生要术》，其歌诀及图谱与徐文弼相同。清光绪七年（公元 1881 年），王祖源重刊潘霨之书，并更名为《内功图说》，但内容没有变化。此书的出版影响广泛，使十二段锦得以广为流传。

健身气功·十二段锦是在挖掘整理"钟离八段锦法"与"十二段锦"的基础上，本着古为今用、继承发扬中华优秀传统文化的精神，遵循气功固有的规律，结合现代社会人们的身心特点编创而成的。

二、功法特点

（一）意形相随，动息相合

意形相随，是指在功法练习过程中运用意识来引动形体，使意与形合。所谓"意"，是指练功时的思想（高级神经）活动。身体的任何动作都需要意识或潜意识参与。练功时意守的内容应紧密结合动作的特点和要求，从而有效地放松习练者的身心，安定情绪，排除杂念，直接引起人体气机的运行，畅通有关经络，防治相关疾病，促进脏腑功能的提高。健身气功·十二段锦要求意念随着形体动作的变化而变化，也就是意念要集中在动作的规格、要领和重点部位上。与此同时，此功法还要求习练者的意念随动作变化而有所侧重。意守要适度，太过则易引起头痛、胸闷、腹胀，导致气滞血瘀，应"似守非守，绵绵若存"，使身心融为一体。

动息相合，要求练习时动作与呼吸协调配合，并强调动作为呼吸服务，也就是动作应符合内气的运行规律。柔和缓慢、匀速连贯的动作有利于呼吸达到细、匀、深、长。

（二）动静相间，形神共养

动静相间，在这里主要是指健身气功·十二段锦有动功与静功两种锻炼形式，是动与静的有机结合，包含着动中有静、静中有动、动静相生、阴阳相合的哲理。形神共养中的"形"指身，"神"指心。"形为神之宅"，两者互相依赖、互根互用。

历代养生家都提倡动功与静功应兼修，不可偏废。中国传统养生理论非常重视"内外兼修"和"形神共养"，一方面主张"以静养神、静则少费"，另一方面主张"以动养形、动勿过极"，从而达到外壮肢体、内安五脏和调养精神、畅通经脉、调和气血的目的。

（三）强调伸展，注重按摩

强调伸展，是指在练习过程中，要结合呼吸、意念充分地伸展导引肢体。健身气功·十二段锦通过以脊柱为核心的屈伸、绕转、折叠、俯仰等一系列动作，梳理全身的骨骼、肌肉、关节、韧带，对润滑关节，柔筋健骨，提高肢体的灵活性、协调性和强壮体魄具有独特的作用。

注重按摩，就是在练习时注重对身体特定部位的按摩。按摩是中国传统医学的重要组成部分，通过刺激特定穴位和经络，达到平衡阴阳、调和气血的目的。

三、功法练习

（一）动作技术基本要求

预备势

基本要求：

正身盘坐。

教学要点：

速度均匀，身体平稳，正身端坐。

纠正方法：

把控住身体平衡，调整身体各部分的姿势，一次成型。

功理与作用：

协调四肢，端正身型，调整呼吸，安定心神。

第一式　冥心握固

基本要求：

一、两臂上举，指尖过头；两掌下落，经体前平举。

二、握固，垂帘。

教学要点：

一、两臂上举时，舒胸展体；两掌下按时，立项竖脊，百会虚领。

二、宁心静气，物我两忘。

纠正方法：

两臂上举时保持上体正直，下按至膝前回收时随之握固。

功理与作用：

一、冥心可净化大脑，颐养身心，使心气归一，启动气机；握固可以镇惊守魄，疏肝理肺。

二、对心悸、失眠、头昏、乏力、神经衰弱等病症有一定的防治作用。

第二式　叩齿鸣鼓

基本要求：

一、上体保持中正。

二、不低头、夹肘，不闭眼。

教学要点：

一、叩齿鸣鼓需掩实耳孔，静听默数；叩齿宜轻，略带咬劲，嘴唇轻闭。

二、鼻吸鼻呼；鸣鼓时食指要有弹力。

纠正方法：

叩齿鸣鼓时颈部竖直；拔耳时保持身型不变。

功理与作用：

一、叩齿可坚固牙齿，防治牙病。

二、鸣鼓可醒脑集神，聪耳明目。

第三式 微撼天柱

基本要求：

一、抬头时沉肩。

二、收下颌后上体再回转。

教学要点：

一、转腰旋臂时，以腰带臂，沉肩、立身。

二、转头时，上体不动，竖项；抬头时，下颌用力。颈项不可松懈断劲。

纠正方法：

一、转体时，腰要主动拧转。

二、注意悬顶、收下颌。

功理与作用：

一、撼动天柱可刺激大椎穴，调节手足三阳经和督脉。

二、通过左右转头、转腰、旋臂、沉肩，可锻炼脊柱，防治颈、肩、腰部疾病。

第四式 掌抱昆仑

基本要求：

一、抱头转体至 45°。

二、身体侧倾时，转头目视肘尖方向。

教学要点：

一、抱头转体，向后展开肩、肘；身体左右侧倾时，异侧肘充分上抬，抻拉胁肋部。

二、低头时，立身，收紧下颌；抬头时，挺胸塌腰。

纠正方法：

一、身体侧倾时，抻拉胁肋部。

二、低头时，立腰竖脊。

功理与作用：

一、两手上举，可使三焦通畅、调和脾胃。身体左右侧倾可刺激肝经、胆经，起到疏肝利胆的作用。

二、两手抱头下拉可刺激督脉、膀胱经和背俞穴，调理相应脏腑；两手上托下颌可刺激大椎穴。

第五式　摇转辘轳

基本要求：

一、单摇时转腰顺肩。

二、双摇时胸部含展。

三、交叉摇时两肘前后摆动一致。

教学要点：

一、单摇，臂前送时，转腰、顺肩、坐腕；臂回拉时，屈肘、提腕。

二、双摇，食指根节点揉肾俞穴，绕肩要圆活连贯。

三、交叉摇，以腰带臂绕立圆，两臂前后摆起幅度要一致。

纠正方法：

一、单摇拳上提时，要拧紧腰。

二、双摇时，注意提肩、沉肩要充分。

三、交叉摇时，转腰在前，同时带动两臂一前一后摆动。

功理与作用：

一、本式动作可刺激手三阴经、手三阳经、督脉、膀胱经、肾俞穴，调理相应脏腑，有畅通心肺、益肾助阳的功效。

二、可强壮腰脊，防治肩部与颈椎疾患。

第六式　托天按顶

基本要求：

一、两脚前伸并拢。

二、托掌时上体直立，挺膝，脚面绷平。

三、两掌下按时立项竖脊，勾脚尖。

教学要点：

一、两掌上托至头顶时，躯干与手臂要保持在一条直线上，伸展腰臂，抻拉两胁，挺膝，脚面绷平。

二、两掌下按时，立腰，头向上顶，挺膝，勾脚尖。

纠正方法：

一、两掌上托时，下颌内收，上体竖直。

二、两掌下按时，竖脊，立项。

功理与作用：

一、伸脚、勾脚可分别刺激足三阴经、足三阳经，疏通经脉，促进气血运行。

二、向上抻拉脊柱、两胁和肩颈部，可调理三焦，疏肝利胆，防治肩颈疾病。

第七式 俯身攀足

基本要求：

一、攀足抬头时塌腰。

二、下颌内收时，颈部向上伸展，膝关节伸直，勾脚尖。

教学要点：

一、挺胸、塌腰、膝关节伸直，脚尖勾紧。

二、抬头时，下颌主动向上用劲；下颌内收时，颈部向上伸展。

纠正方法：

攀足时注意塌腰；抬头和低头时，注意拉伸腰脊。

功理与作用：

一、本式动作可刺激任脉、督脉、带脉等多条经脉，可锻炼脊柱、颈椎和腰背部肌肉。

二、通过锻炼腰脊刺激脊髓神经和自主神经，对治疗脑疾和开发大脑智力有一定效果；双腿伸直平坐勾脚尖能伸展马尾神经，可缓解肌肉疼痛。

第八式 背摩精门

基本要求：

两掌上下拧转翻落，垂直起落。

教学要点：

一、搓手时，闭气，两掌压紧，搓热。

二、背摩时，五指并拢，掌心含空，上轻下重，速度适中。

纠正方法：

一、翻转搓掌时，两掌垂直起落。

二、背摩时，两掌沿脊柱两侧摩运，要贴紧。

功理与作用：

摩擦肾俞穴与腰眼可温通经络、补肾益气，有防治腰痛、下肢无力等效果。

第九式 前抚脘腹

基本要求：

两掌腹前摩运时，指尖向下；两掌两侧摩运时，指尖相对。

教学要点：

一、向上摩运时，吸气、收腹、提肛；向下摩运时，呼气、松腹、落肛。

二、速度均匀，用力适度。

纠正方法：

摩运时，先由外向里、由上向下摩运，再由下向上反方向摩运，注意手掌着力点。

功理与作用：

通过对腹部的按摩，可调和气血、疏通经络，促进腹腔脏器的血液循环；同时，也可疏肝理气，调理脾胃，改善消化、泌尿、生殖系统功能。

第十式 温煦脐轮

基本要求：

两眼垂帘。

教学要点：

一、意想脐轮有温热感，用意要轻，采用顺腹式呼吸，身体保持中正安舒。

二、揉按腹部时，劳宫对准肚脐，柔和缓慢，呼吸自然。

纠正方法：

矫正身型，精神集中，周身放松。

功理与作用：

一、意守脐轮可养气安神、固本培元，有促进心肾相交、调节阴阳平衡的作用；也可使大脑皮质细胞得到充分休息，从而使大脑的活动有序化，提高脑细胞的活动效率，并处于最佳整合状态；同时，有助于交感神经系统紧张性下降，使情绪得到改善。

二、揉按腹部可疏通经络、调和气血，避免由于用意过重而出现结气现象。

第十一式 摇身晃海

基本要求：

晃海时竖脊，两膝不抬起；两眼垂帘。

教学要点：

一、上体绕转时，要求竖脊、收下颌，速度均匀，圆活连贯。

二、幅度不宜过大，两膝不要抬起。

三、内视海底，引气归元。

纠正方法：

以腰为轴，竖脊、立项、沉髋。

功理与作用：

一、本式内视海底，可畅通任、督二脉，调和气血，引气归元。

二、摇晃脊柱可强壮腰脊，对腹腔脏器有良好的按摩作用，可刺激其活力，改善其功能。

第十二式　鼓漱吞津

基本要求：

唇口轻闭。

教学要点：

一、意想口中生满津液。

二、舌在口中搅动要圆活连贯。

三、鼓漱时两腮要快速抖动。

四、吞津要发出"汩汩"响声，意送丹田。

纠正方法：

舌在口内做顺时针搅动；握固下拉，将津液咽下，带有"汩汩"声。

功理与作用：

一、舌的搅动与鼓漱可促进唾液分泌。唾液有杀菌、清洁口腔等作用。

二、吞津可调节全身气息，灌溉五脏，营养周身，有消食化瘀、解除疲劳、延缓衰老、增进健康的作用。

收势

基本要求：

两臂上举，指尖过头；两掌下落经体前平举。

教学要点：

一、两腕交搭、闭气、背向后倚时，拳要握紧，提肛、收腹、咬牙；两掌下落时，意想周身放松、气血通畅。

二、两掌上托时注意调整呼吸，两掌下落时气息归元。

三、起身时要借助手脚的撑力，顺势站起，控制住重心，保持动作的连贯、稳健。

纠正方法：

站起时两大腿内侧夹紧，控制住平衡；收势后，应做些整理运动。

功理与作用：

放松肢体，平和气息，愉悦心情，恢复常态。

（二）演练水平教学要点

盘坐端庄、练养相兼、畅通任督、气运自然。

第八节 健身气功·导引养生功十二法

一、功法概述

健身气功·导引养生功十二法精编了北京体育学院（1993 年更名为北京体育大学）张广德教授自 1974 年起编创推广的 50 多套导引养生功中的 12 式，是一套以祖国医学中脏腑经络学说、阴阳五行学说、气血理论为指导，把导引与养生、肢体锻炼与精神修养融为一体的功法。导引养生功十二法是通过意识的运用、呼吸的控制和形体的调整，自我锻炼经络的方法。全套功法除起势和收势外，共有 12 个核心动作，是一套有助于改善五脏六腑功能，防治疾病的养生导引术。其动作具有丰富的文化内涵，而且俏丽清新、简单易学。功法演练中特别强调意、气、形的相互促进和三位一体，"练意"离不开"练气"，气顺方可神宁，"练气"离不开"练意"，意到则气到，而欲有成效的练意、练气，又离不开"练形"，形助意、气，只有形正方能气顺神宁，此为"导引养生功十二法之精髓"。

二、功法特点

（一）逢动必旋，工于梢节

"动"者，变位也，"作"者，姿势也。生物力学阐述旋转性动作可以产生较大的力矩，健身效果好，而导引养生功十二法动作编创强调"逢动必旋"，要求"动"从旋中始，"作"自绕中停。这样可以增强对神经、骨骼、肌肉、关节的刺激，加大肌肉、韧带对骨骼的牵引力量，增加对全身经络和有关穴位的刺激。因此，可以改善神经系统的功能，促使骨骼坚硬、肌肉发达、结实强健，改善关节的灵活性和稳定性，有助于提高具有造血功能的红骨髓的质量，有助于疏导经络、畅通气血、消积化瘀。

梢节，是指肢体远端的腕、踝、指、趾。手三阴经、手三阳经、足三阴经、足三阳经原穴位于腕、踝关节附近。原穴是脏腑元气经过和留止的位置，脏腑的病变往往反应在其经络的原穴位置。演练功法时，腕、踝关节有规律地活动，可以对十二原穴进行自我按摩。指、趾端是人体经络井穴的所在地，也是手三阴经、手三阳经、足三阴经、足三阳经分别交会之处。有节奏地活动手指和脚趾，既有利于启动和激发全身的经络，促使气血周流，实现通则不痛的效果，又有利于维护机体阴阳左右平衡，从而达到"阴平阳秘，精神乃至"、强身健体的目的。

（二）功走圆道，天人合一

天道即为圆道。宇宙间的万事万物，包括日月星象，植物的"生、长、茂、枯、死"，动物（包括人）的"生、长、壮、老、已"以及人体脏腑的气息升降、经络循行路线和心肺气血升降，均呈现如圆的往复般周而复始的规律。健身气功·导引养生功十二法的手法、步法和身法等动作设计均成大小不等的圆形，可谓节节贯穿、上下相随、周而复始，既如春蚕吐丝，连绵不断，又若行云流水，相连无间；而且这些大小不同的圆形，恰好与人体各部分的圆道和宇宙间万事万物大小不等的圆道相应，体现了功法与人体各脏器的气机共升降、相协调，使全身关节灵活，肌肉、骨骼、韧带强健。同时，健身气功·导引养生功十二法也充分体现了人与天地共脉搏、与日月共呼吸的和谐关系，即天人合一的整体观，对增强体质、防治各种疾病有一定的效果。

（三）动息相随，动缓息长

柔和缓慢的"动"，是气息相随的关键，是为了动中求静，促使经络气血调和、脏腑阴阳平衡、心肺气机平和、精神情志宁静。所谓"息"，是指呼吸，是细、匀、深、长的腹式呼吸，一吸一呼为一息。本功法的动息相合一般都是先吸后呼，单拍吸双拍呼，起吸落呼，开吸合呼，屈吸伸呼，摆吸扣呼，鼻吸鼻呼或口呼。

（四）健内助外，命意腰际

中医经典论著明确了五脏六腑功能的改善是筋、脉、肉、皮、骨、五官九窍等健康的基础。因此，导引养生功十二法将"健内助外"放在首位，改善五脏六腑功能，以此来改善四肢百骸、筋、脉、皮、骨、五官九窍的功能。人体解剖学和中医理论指出，腰椎是身体俯仰屈伸的主要关节，任、督两脉行于人体身前正中和背后正中，而神阙穴和命门穴恰好在任、督脉上前后对应，是生命之本。导引养生功十二法的"纪昌贯虱""躬身掸靴""犀牛望月"等动作以腰椎为轴枢，使督脉、肾脏腰际及命门、任脉、中焦脾胃及神阙受到良性刺激而兴奋起来，实现身体前后沟通、阴阳和合，在一定程度上起到"积精全神，补益先天"的作用。

（五）功融诗画，漫笔抒怀

在功前准备阶段，采用默念练功口诀进行良性诱导的方式，可一步一步地体验意念单一、呼吸徐缓、肢体放松的具体练功要求，从而为收敛思绪、平静大脑，迅速进入"三调合一"的练功状态做好准备。功法中的动作名称，大多在结合动作方式和练习目的基础上，配上了和谐优美的诗句，既可帮助习练者加深对功法含义的理解，抓住练功的要点，准确练功，又可使其获得身临其境的美好愉悦的情感体验，进而获得净化大脑、涵养道德、恬淡心灵、修身养性的练功效果。正所谓：健气十二法，诗画蕴其中，意气形兼练，精气神共荣，静似秋月夜，动若柳随风，稳如泰山固，刚凝柔韵中，增智抗衰老，生命登高峰。

三、功法练习

（一）动作技术基本要求

预备势

基本要求：

一、并步站立，周身放松。

二、两手叠于丹田，男、女均左手在里。

教学要点：

一、并步站立时，两脚并拢。

二、两手相叠时，内外劳宫相叠，虎口不交叉，左手在里。

三、默念练功口诀："夜阑人静万虑抛，意守丹田封七窍。呼吸徐缓搭鹊桥，身轻如燕飘云霄。"

四、口诀默念毕，将两手垂于体侧，平视前方。

纠正方法：

一、两脚内侧靠拢对齐，脚尖正朝前。

二、无论男女，两手相叠时均左手劳宫对准腹部气海，右手劳宫对准左手外劳宫。

功理与作用：

敛神入静，平和气血。

第一式 乾元启运

基本要求：

一、两掌内旋分摆至约与肩平，掌心朝后，两臂自然伸直。

二、屈膝下蹲，两掌稍回收下沉至与脐平，掌心朝下，掌指朝前，平视前方。

教学要点：

一、两臂侧摆转头时臂与肩平。

二、屈膝下蹲，膝盖不超过脚尖。

纠正方法：

一、两臂内旋、两掌左右分撑时拇指须稍用力，以助力臂的旋转。两臂内旋至侧平举与肩平，指尖朝外，掌心朝后。

二、两臂外旋平摆至前平举，逐渐转掌心向下，下蹲深度因人而异，不宜强求一致。

三、并步还原时，沉肩坠肘，两臂落于体侧，伸膝直立，上下协调配合。

功理与作用：

一、畅通手太阴肺经和手阳明大肠经，防治伤风感冒、支气管炎等呼吸系统疾病。

二、意守丹田，利于排空杂念、净化大脑，有助于补中益气、扶正培本、增强体质，提高身体抵抗力。

第二式　双鱼悬阁

基本要求：

一、两脚并拢，两腿伸直；两掌横向对摩。

二、上架手位于头斜上方，臂成弧形；下按手位于胯旁约20厘米处，臂成弧形。

三、上步时绷脚；落步时足跟着地，翘脚。

教学要点：

一、两脚并拢，两掌横向对摩。

二、上步时绷脚；落步时足跟着地，翘脚。

三、两掌上架下按时，上架手位于头斜上方；下按手指尖向内，掌心朝下。

纠正方法：

一、合掌于胸前时，两掌内外劳宫相对，掌与胸同高，距胸约20厘米。

二、上步时要先降低重心，迈出脚脚尖贴地，绷脚前伸；到位落地时，脚尖上翘，脚跟落地。

三、两掌上架下按时，两臂要充分内旋，肘部微屈，下按手坐腕，上架手顶腕，上下撑按；上架手指尖位于肩髃穴的正上方，下按手指尖对准环跳穴，两手臂成弧形。

四、切脉时，无名指、中指、食指指腹分别置于寸、关、尺部（对寸口而言，以掌后高骨处为关部，关前为寸，关后为尺）。

功理与作用：

一、两臂反复旋转拉伸，有助于改善肺功能，缓解咳喘等呼吸系统疾病。

二、以腰带臂反复转动，有助于改善脾胃功能，改善胃脘痛和消化不良等消化系统疾病。

三、多种步型转换练习，有助于改善肾功能，对生殖、泌尿系统疾病有一定的干预作用。

第三式 老骥伏枥

基本要求：

一、两掌握拳，屈肘收于胸前，肘尖下垂，两前臂相靠，拳面与下颌齐平。

二、两腿下蹲成马步，两掌逐渐成勾手（少商与商阳相接），从体侧向身后勾挂，勾尖朝上，两臂伸直。

教学要点：

一、握拳屈肘于胸前时，以中指端点抠劳宫穴。

二、成马步时，膝盖不超过脚尖，屈腕宜充分。

纠正方法：

一、两掌握拳屈肘于胸前时，肘尖下垂，两臂并齐，上臂贴胸，拳面与下颌齐平。

二、两腿下蹲成马步时，要始终保持竖腰立脊、中正不偏；勾手时，拇指捏于食指第一指节，其余三指屈于掌心，两商（少商和商阳）相接。

功理与作用：

一、点抠劳宫有助于改善心脏功能，对高血压、冠心病等有改善作用。

二、屈腕勾手和叠腕卷指动作，对太渊、大陵、神门等有按摩作用，有助于强心益肺。

三、补中气、壮元气，即扶植正气，强身健体。

第四式 纪昌贯虱

基本要求：

一、随开步，两拳变掌坐腕前推，与肩同宽，腕与肩平。随转体，一侧腿屈膝下蹲，另一侧腿伸直，脚跟侧蹬；两手先轻握继而紧握，手抠劳宫，一侧臂伸直，拳侧伸，另一侧拳拉至胸前。

二、身体回转，脚跟内旋使脚尖朝前，移重心，两拳变掌随两臂内旋顺势平移至身前，与肩同高；两脚并拢，两掌下落随之握拳收于腰侧，拳心朝上。

教学要点：

一、两掌前推时，应起于根、顺于中、达于梢。

二、转体侧蹬，蹍蹬脚膝关节要伸直，脚跟踏实，不能拔跟。

三、转体时，上体正直，脚跟侧蹬切勿拔起。屈蹲腿脚尖始终保持向前。

四、回身转正时，身体重心下沉，眼先环视再兼视。

纠正方法：

一、转身成弓步时，前脚不动，膝关节弯曲内合，保持膝盖与脚尖上下相对，朝向正前方；后脚以脚掌为轴，脚跟贴地向外蹍动侧蹬，脚跟不可离地，膝关节伸直。

二、拉弓手屈肘，水平向后拉，使两拳、后肘保持与肩同高。

三、开步前先降低重心，使重心完全平移到支撑腿后，再缓慢平稳开步；并步重心不升起，先平移重心到支撑腿后，再缓慢收脚并步，整个过程始终保持百会虚领。

功理与作用：

一、点抠劳宫，有助于清心降火。

二、拉弓射箭，有助于舒胸畅气，调和心肺。

三、意守命门和脚跟侧蹬蹍动涌泉，有助于滋阴补肾、固肾壮腰。

第五式 躬身撣靴

基本要求：

一、随身体转动，拳变掌内旋后伸上举，再外旋摆至身体前上方。

二、上体侧屈，两腿伸直，手掌稍外旋，沿腿摩运下行。

三、稍抬头，随身体转正，手掌内旋经脚面摩运至脚外踝处成撣靴状。

教学要点：

一、转身摆掌时，上体中正不歪斜，摆动臂伸直，动作舒展大方。

二、撣靴后起身时，腰背自然，不刻意塌腰起身，速度均匀。

纠正方法：

一、转体时尽量舒展，幅度宜大，撣靴时两腿伸直。

二、身体直起时，宜缓慢进行，速度均匀，撣靴手变拳，小指一侧沿腿外侧上提，至膝关节之前稍抬头，之后自然起身。

功理与作用：

一、身体前躬可刺激肾经、膀胱经、带脉、冲脉，增强腰部肌肉力量，从而起到滋养肾阴、温补肾阳、纳气归肾、固肾壮腰、健脑增智的作用。

二、转身旋臂拔伸、下探，可充分活动肩关节，有助于防治肩周炎、上交叉综合征等。

第六式　犀牛望月

基本要求：

一、开步时，脚尖朝前，两拳变掌内旋下按、后撑。

二、随转体一侧腿屈膝下蹲，脚不动；另一侧腿伸直，脚跟侧蹬。

三、两掌从两侧向上摆起停于头前侧上方，两臂均成弧形，掌心朝前上方，掌指相对。

教学要点：

一、转腰举臂望月时，身体中正，掌根外撑，两臂成弧形；转腰幅度宜大，髋下沉，支撑腿膝应前跪，后腿蹬直，后脚脚跟不得离地。

二、两掌握拳时，中指指端的中冲穴瞬间点抠劳宫穴。

三、两臂旋转幅度宜大，速度均匀，切勿端肩、忽快忽慢。

纠正方法：

一、转腰举臂望月时，上体保持正直，举臂时手背引领手掌，手过头后再抖腕亮掌，两臂成弧形，掌根外撑，掌指相对，两中指指尖分别对准两侧肩髃穴。

二、腰要转到使胸部面向侧后方约30°，两臂要上举到使手臂与水平线约成60°的夹角。

功理与作用：

一、转颈旋腰等动作，有助于锻炼颈部和腰背肌肉，松解其粘连，缓解肩、肘、腕、颈、背、腰等部位的疼痛；屈膝下蹲，重心移动转换，有助于增强腿部力量。

二、旋臂、撑臂等动作，可畅通手三阴经、手三阳经，有助于强心益肺、通调三焦、润肠化结。

三、意守命门和脚跟侧蹬蹦动涌泉，有助于滋阴补肾。

第七式　芙蓉出水

基本要求：

一、后插步下蹲成盘根步，两手握拳侧拉时，胯旁手的拳眼朝后；肩前手的拳心朝前。

二、两拳变掌，两掌根相靠，上托于胸前成莲荷开放状。

教学要点：

一、卷指、弹甲（指甲）时，肩、肘、腕、指等各部位动作要连贯不滞、儒雅大方。

二、两腿下蹲成盘根步时，两臂一侧屈于胯旁，一侧挽于肩前，上下一致、手足相顾，既如莲藕茎盘地下，又似芙蓉（莲荷）飘摇飞舞，轻松自如。

三、身体直起，两掌根相靠上托，有着在阵阵微风中摇曳的荷花从清池中浮起的意蕴。

纠正方法：

一、两臂侧拉时，充分内旋，屈肘翘腕，前方拳与肩同高，拳眼向下，离胸约30厘米；侧方拳与胯同高，拳眼向后，离胯约30厘米。

二、成盘根步时，后插脚脚尖距离支撑脚脚跟约半脚长，左右距离约一脚；下蹲时，大腿紧贴，支撑脚全脚掌着地，后插脚脚掌小脚趾侧着地，臀部坐于两脚之间。

三、两掌上托时，保持掌根相靠，十指张开，翘腕外撑成莲花状。

功理与作用：

一、通过旋臂、弹甲，可疏通手三阴经、手三阳经，有助于强心益肺、润肠化结、调理三焦等。

二、后插步下蹲成盘根步的动作，有助于疏通足三阴经、足三阳经，具有和胃健脾、疏肝利胆、固肾壮腰的作用。

第八式 金鸡报晓

基本要求：

一、两掌变勾手从体侧分别向上摆起，两臂自然伸直，两腕约与肩平。

二、脚跟落地，两腿屈膝下蹲，两膝相靠。

三、支撑腿伸直，后抬腿屈膝后伸，脚面绷平，脚心朝上或斜朝上。

四、两掌随两臂内旋向里划弧至腹前时变成勾手，直臂向前、向上提至头的上方，勾尖朝下，身体成反弓形。

教学要点：

一、两手屈腕侧摆和屈腕上提时，手指指腹捏拢成勾（手之六井相会）。

二、成独立势时，百会虚领顶劲，支撑脚五趾抓地，眼看远方，保持平衡。

纠正方法：

一、百会须始终保持虚领顶劲，将身体重心稳定在支撑腿上，平视前方而不左顾右盼。

二、成独立势，勾手前上举时，保持重心平稳，支撑腿自然伸直；后抬腿膝关节在支撑腿侧后方，弯曲约 90°，脚面绷平，使脚心朝上或斜朝上。

功理与作用：

一、脚跟拔起，压迫涌泉，有助于激发、启动足少阴肾经，滋阴补肾。

二、手成勾上摆，变掌下按，有助于疏通手三阴经、手三阳经原穴，通经活络、颐养心肺、疏导三焦。

三、成独立势，勾手前上举，一腿支撑一腿屈膝后伸的动作练习，有助于提高人体平衡能力和腰背肌肉力量。

第九式　平沙落雁

基本要求：

一、两掌以腕关节顶端领先向两侧弧形摆至与肩同高，两臂自然伸直，掌心朝下，指尖朝外。

二、两腿下蹲成盘根步；两掌随两臂分别伸肘、坐腕弧形侧推至两臂自然伸直，手腕约与肩同高，掌心朝外，掌指朝上。

教学要点：

一、两掌侧推的用力顺序为沉肩坠肘、坐腕立掌、弧形侧推、伸肘顺项。

二、微起身与推掌（从掌根、掌心、掌指到指尖）外伸同步，继续起身与屈肘、手腕弧形回收至掌与肩同高同步。

纠正方法：

一、成盘根步时，后插脚脚尖距离支撑脚脚跟约半脚，左右距离约一脚；下蹲时，大腿紧贴，支撑脚全脚掌着地，后插脚脚掌小脚趾侧着地，臀部坐于两脚之间。

二、两臂侧平举，两掌坐腕侧推，转头时，两臂保持与肩成一条直线。

功理与作用：

一、意守劳宫，有助于通调手厥阴心包经，改善心脏功能。

二、两腿下蹲盘根屈伸的动作，有助于畅通足三阴经、足三阳经，改善脾、胃、肝、胆、膀胱、肾等的功能。

三、可吐"呵"音，有助于舒缓心脏。

第十式　云端白鹤

基本要求：

一、两腿伸直，脚趾上翘，两合谷随两臂内旋沿体侧向上摩运至大包穴附近；

继而，两掌随两臂外旋以合谷为轴旋转，使掌指朝后。

二、脚趾抓地，两腿微屈，内侧相靠；两掌背挤压大包穴，继而靠叠于胸前，掌指朝里。

三、两腿继续下蹲，两掌叠腕、卷指后分别随两臂摆至侧平举。

四、两腿伸直，脚跟提起；两掌随两臂内旋分别摆至头前上方，抖腕亮掌，两臂成弧形。

教学要点：

一、脚趾上翘、合谷摩运胁肋时，宜舒胸直背、百会上顶。

二、两腿下蹲时，大腿内侧相靠；两掌左右分摆时，从左右两腕相靠开始，掌指依次卷曲，要求做到"四折"连绵不断。

三、抖腕亮掌时，两手中指指端中冲穴与肩髃穴上下基本对齐。

纠正方法：

一、吸气提腕，合谷向上摩运时，脚趾同时上翘，但脚掌不离地。

二、叠腕、卷指分掌时，在两膝相靠状态下屈膝蹲坐；百会须上领，头正颈直，背有靠意，使上体中正安舒。

三、抖腕亮掌时，注意百会上领，脚跟提起，肘、腕微屈，两臂成弧形，两手中指间垂线落于肩髃穴。

功理与作用：

一、脚趾上翘，可压迫涌泉，有助于激发和启动其经脉，起到滋阴补肾的作用。

二、合谷捻大包，既有助于润肠化结，也有助于和胃健脾。

三、两手头上抖腕亮掌，有助于通调三焦，疏通水道。

第十一式 凤凰来仪

基本要求：

一、移重心向斜前方上步成虚步时，两掌内旋变成勾手（少商与商阳相接）向身后勾挂，两臂伸直，勾尖朝上。

二、重心后移，前脚脚尖翘起，身体转正；两勾手变掌经腰侧交叉于胸前；继而，两掌随两臂内旋经面前向两侧分开，两臂自然伸直，手腕约与肩同高，掌心朝外，指尖朝上。

教学要点：

一、百会上领，身体中正，以腰脊之转动带动两臂侧分、前摆。

二、由虚步变成前腿伸直、后脚脚跟提起的动作，要体现出连贯圆活的特点。两勾手屈腕宜短暂，并稍用力。

三、做两勾手变掌经腰侧交叉于胸前时，随着身体重心后移，勾手变掌经腰侧前交叉，继而身体转正，两掌随两臂内旋经面前分别向两侧分开。

纠正方法：

一、上步时要先降低身体重心，迈出脚脚尖贴地，绷脚前伸；到位落地时，脚尖上翘，脚跟落地。

二、勾手手型为两商（少商与商阳）相接，要挺身顶悬，直臂屈腕，勾尖向上，同时两肩后展夹脊。

功理与作用：

一、转身旋臂，有助于畅通任、督二脉及手三阴经、手三阳经。

二、屈腕成勾手会对手三阴经、手三阳经之井穴、原穴产生良性刺激，有助于改善心、肺、大肠、小肠等的功能。

三、脚趾上翘会对足三阴经、足三阳经之井穴、原穴产生良性刺激，有助于改善肝胆、脾胃、膀胱和肾等的功能。

第十二式 气息归元

基本要求：

一、两掌随两臂先内旋、后外旋摆至体侧，掌心由朝后转为朝前，臂与上体之夹角约为 60°，两臂自然伸直；眼平视前方。

二、两掌内收回抱叠于关元，男性左手在里，女性右手在里。

教学要点：

一、两腿由屈向上伸时，百会上领，带动整个身体缓慢伸直；两腿屈膝下蹲时，百会仍有上领之意，气沉丹田，缓慢屈膝下蹲，保持上体中正。

二、两掌内收回抱于腹前时，注意气路由宽变窄，促使气流加速。

纠正方法：

一、两掌内收回抱时，注意以肘领手，肘先合至比肩微宽，再合前臂和手，使气路由宽变窄，气流逐渐加速。

二、两掌内收回抱时与脐下关元穴同高。

功理与作用：

一、通过以意引气归关元，有助于壮中气、补元气，滋养脏腑，平调阴阳。

二、将练功之气导引归元入丹田，具有和气血、通经络、强脏腑、培元气的作用。

收势

基本要求：

一、两掌先内旋、后外旋摆至体侧，掌心由朝后转为朝前，臂与上体之夹角约为 60°，两臂自然伸直。

二、两掌内收回抱叠于关元，男性左手在里，女性右手在里。

三、做"赤龙（舌）搅海"；唇轻合，上下齿分开，舌头在牙齿内侧由右、上、左、下转三圈，再反方向转三圈；产生的唾液分三口咽下。

教学要点：

一、呼吸平缓，心身放松，体态安详。

二、吞津咽液时，应"汩汩"有声。

三、赤龙（舌）搅海时，舌头转动的幅度和速度应适中。

纠正方法：

要从思想上认识到收功的重要性，按要求完成收势动作。

功理与作用：

一、进一步巩固气息归元的练功效果，并逐步恢复到日常状态。

二、赤龙（舌）搅海可促进唾液的分泌等。

（二）演练水平教学要点

（1）**练形**。形指形体，包括人体的脏腑、皮肉、筋骨、经脉及充盈其间的精血。中医认为"形乃神之宅"。养生学家嵇康说："形恃神以立，神须形以存。"张景岳说："吾之所赖者，唯形耳，无形则无吾矣。"其又说，"精血即形也，形即精血也"，表明保养形体（包括保养精气）至关重要。从练功的角度看，形不正则气不顺，气不顺则神不宁，神不宁必然影响练功效果。因此，导引养生功十二法的调形要求为"形助气意，形意中正安舒"。

可见，动作是否正确直接影响健身效果。练形，首先要使躯干和四肢的折展、旋转、屈伸、拧握、蹬踝、抠按、绷跷、叠弹等动作符合功法技术教学要求；手型、步型、身型、手法、步法、身法符合功法动作特点和表达风格特征。其次，反复体会每式动作的结构形式和要求活动的肌肉关节等部位，使受力的肌肉出现酸、胀、麻、痛的气感。

（2）**练意**。意即意念、意境。《鸡峰普济方》云："意者气之使，意有所到则气到。"意思是说，练功必须在意守上面下功夫。意守有助于排除杂念、净化大脑、清虚静定，便于全神练功；有助于改善皮质下自主神经中枢的功能，使交感神经和副交感神经协调配合，促进心血管、呼吸、消化、生殖、泌尿等系统功能的改善，维持人体的随意和非随意活动；有助于气感的生成，活跃脏腑精气，增强机体的抗病能力。因此，在意守的主导下，身心可以得到主动性调整，身体内环境出现稳态，促使阴阳平衡，从而取得身心健康的效果。这与古代导引学"意到则气到，气到则血行，血行则病不生"的理念相一致。

导引养生功十二法中，每式都有意守穴位的要求，如练老骥伏枥要意守太渊；练纪昌贯虱要意守命门；练金鸡报晓要意守丹田。但练功时特别强调意守的"火候"，既不能不守，也不能死守，不守必然影响练功效果，死守便容易出现偏差，应做到意形结合、似守非守、绵绵若存，如清溪淡流。

（3）练息。练息，也称调息，就是习练者有意识地调整呼吸，不断去体会、掌握、运用与自己身体状况或动作变化相适宜的呼吸方法。在动作准确的基础上，待身体放松、情绪安宁后，逐渐注意调整呼吸。古人云："使气则竭，屏气则伤。"练功中一呼一吸要与动作的升降开合相配合，应以深、细、匀、长的腹式呼吸配合缓慢柔和的动作，切不可刻意拖长呼吸求深长，屏住呼吸求细匀。随着练功动作质量的提高、自我体悟的加深和练功年限的增长，习练者应逐渐做到息息到脐，如神龟吐纳。

（4）意气形合一，劲力虚实协调。意、气、形是导引养生功十二法的练功要素，意、气、形合一是其精髓。"练意"离不开"练气"，气顺才能神宁；"练气"离不开"练意"，意到则气到；"练意"与"练气"都离不开"练形"，形助意、气，只有形正才能气顺神宁。意、气、形三者是统一的整体，其对强身健体、防治相关疾病极为重要。

劲力是在意识的支配下由气息吐纳和肌肉收缩而产生的动作力量，蕴于动作之中而不外显，在外看起来柔和圆滑，在内却是柔而不软，畅而不滑，绵绵不绝，节节贯穿。纪昌贯虱动作中向前推掌时，要求劲从根发，顺于中，达于梢，腰腹协同用力顺滑，不僵不滞，力不外显；由推掌顺势伸腕握拳，转身后摆开弓射箭，沉肩顶肘、手抠劳宫，瞪目，使手中暗蓄劲力，如舟行水中，表面看来轻松缓慢，实则身心统一。

协调是指习练者在完成动作的过程中，手、眼、身法、步合理配合，协同一致，肩与髋、肘与膝、腕与踝上下相随，手到步停，眼随手走，节节贯穿。在完成平沙落雁动作时，肩髋沉落，肘膝的松坠与两掌外推和身体重心的起落上下协同。在完成犀牛望月动作时，两掌后撑开步时，身体重心随下肢弓步、马步再弓步的步型变化到侧蹬脚的蹍转，使重心移动到一侧后保持稳定，身体中正，在演练中表现出了劲力顺达、上下协调、虚实分明。动作整体质量随练功年限的增加不断提高。

第九节　健身气功·太极养生杖

一、功法概述

　　健身气功·太极养生杖是以杖作为器械进行身体锻炼的传统功法。湖南长沙马王堆 3 号汉墓出土的《导引图》，其中有两幅人物手持长杖做出不同姿势的图，是目前所知运用杖来导引肢体进行养生锻炼的最早资料。这也表明，利用杖导引、行气实现养生健体的方法，早已被人们所认识和运用。健身气功·太极养生杖是基于行气、导引、吐纳原理，结合传统太极棒而新创编的功法。

二、功法特点

（一）以杖导引，圆转流畅

　　太极养生杖以"杖"为导，意领、杖行、气随，杖到气至，导体令柔，导气令和。各动作之间起承转合，浑然一体，处处圆转流畅，达到揉筋骨、通津血的目的。

（二）腰为轴枢，身械合一

　　太极养生杖的特点之一是以腰为轴枢，实现转、拧、屈、伸等动作技术；以腰为轴枢，带动脊柱而发动全身，实现周身协同运动；以腰为轴枢，体现腰的圆转、虚实变化，贯通全身，使杖与肢体融合，在卷、旋、绞、滑、握等手法变化中，达到意、气、劲、形、杖的和谐统一。

（三）按摩行杖，融为一体

　　持杖练功时，杖不仅引导着肢体动作与呼吸密切配合，还通过大幅度地抻拉筋骨，起到按摩穴位、经络、脏腑的作用。在持杖练功时，对腹部等部位进行摩运，按摩行杖融为一体，深入刺激相关脏器，从而加强健身效果。

（四）仿生象形，气韵生动

　　太极养生杖的运动理念是以杖为导、养神为先，通过象形仿生的肢体运动，配合内在的劲力、意境等，达到动静相兼、意境优美、意境相随的效果。

三、功法动作

（一）动作技术基本要求

预备势

基本要求：

一、卷杖上提时，杖轻贴腹部，屈腕、屈肘将杖提至胸下。

一、伸腕、伸臂，沿腹部向下摩运至两臂自然伸直。

教学要点：

卷杖上提时，要依次连贯完成屈腕、屈肘、上提；运动中要沉肩。

纠正方法：

一、站立时，两腿自然伸直，身体中正，百会向上虚领，下颌微收，沉肩、虚腋、松腰，凝神静气，思想专注。

二、卷杖上提时，要依次连贯完成屈腕、屈肘、上提，与吸气自然配合；落杖时，向下伸腕、伸臂，与呼气自然配合。

功理与作用：

一、以杖引导动作，使人心静体松，排除杂念，三调合一。

二、呼吸与动作相配合，利于排出体内浊气，吐故纳新。

第一式　艄公摇橹

基本要求：

一、一脚向斜前方 45° 上步，脚尖向上，脚跟着地；同时转腰，卷杖上提至胸下，翻腕。

二、重心前移成弓步，同时两手由环握杖变夹持杖，向上、向前、向下弧形摇杖，摇杖范围在肩、腰之间。

三、后坐时，上体中正，虚实分明。

教学要点：

杖在体前摇转划立圆，上下肢动作协调配合，摇杖范围在肩、腰之间；卷杖上提至胸下，翻腕再向前摇橹。

纠正方法：

一、成弓步时，习练者要根据个人身体素质状况选择合适的步幅，注意因人而异，循序渐进，切勿撅臀。

二、杖在体前摇转划立圆时，上下肢动作配合要协调、自然、流畅。摇杖的范围在肩、腰之间，向前摇杖肘要随、肩要送，肘关节保持自然微屈；注意百会上领，气息深长。

功理与作用：

一、手腕有节律地屈伸，可以有效刺激腕部的原穴，对手少阴心经、手太阴肺经有一定的刺激、疏导作用，可以起到养心、安神作用。

二、有节奏地、柔和地屈伸手腕，有利于缓解腕部肌肉的过度紧张，降低工作、生活造成的腕部周围肌肉或肌腱劳损的程度。

第二式　轻舟缓行

基本要求：

一、杖划圆至头侧上方时，沉肩坠肘；一手掌心平展贴杖，旋腕 180° 环握杖。

二、杖在身体两侧做立圆划杖、撑杖，并与转腰、重心变化协调配合。

三、上步、退步时，两脚尖朝前，两脚内侧成一条直线。

教学要点：

一、杖在体侧一定要划立圆，腰自然转动与之配合，转换方向前须旋腕 180° 环握杖。

二、划立圆时，一定要沉肩坠肘；向后引杖时，腰要外旋，下肢有抻拉的感觉。

纠正方法：

一、杖在体侧划立圆时，腰自然转动与之相配合，视线随杖变化，呼吸遵循起吸落呼的规律。

二、撑杖时，以杖向下传递劲力，气沉丹田。

三、初学者在上步、退步时，两脚间距可稍宽一些。待技术熟练以后，下肢平衡能力增强，两脚内侧应成一条直线。

四、有肩关节活动障碍的习练者可单独练习此式，并灵活调整动作幅度和速度。

功理与作用：

一、划桨撑船，突出了手腕的旋转和肩部的圆转运动，进一步加强了对手三阴经、手三阳经的刺激。肺经与大肠经、心经与小肠经、心包经与三焦经相表里。本式动作有助于促进水谷运化、消食导滞。

二、踝关节的屈伸动作可以加强对足三阴经、足三阳经的刺激，有利于疏肝利胆、通调膀胱。

第三式　风摆荷叶

基本要求：

一、一脚向一侧开步，屈膝半蹲，腰为轴枢，杖在腹前向斜前方 45° 划平圆。

二、以杖导引，两臂叠于胸前，杖向体侧划平圆。

三、体侧屈时，下手与腰同高，上手上臂贴近耳侧，两手变夹持杖，稍停；目视杖的方向。

教学要点：

一、左脚外开步时，两手内卷杖向右移出并划平圆；摩运前需卷杖，侧后引45°，两臂划平圆相叠于胸前；体侧屈时，两臂划平圆至体侧，展掌夹持杖，稍停2秒。

二、两臂于胸前交叠后，下手握杖划平圆至体侧；体侧屈时，下手与腰同高，上臂贴近耳侧。

纠正方法：

一、在动作过程中，两手有环握、夹持等不同的手法变化，注意屈腕、旋腕、直腕等动作与之配合。

二、两手环握杖做水平交错划圆时，要注意配合转腰、松肩、伸臂。

三、杖向体侧划平圆成体侧屈时，在下的手先向体侧划平圆引领，高不过腰。

四、两手要有前有后、有主有从地引导杖完成动作。

功理与作用：

一、体侧屈，可以有效地刺激胆经、冲脉、任脉和督脉等重要经脉，有助于疏肝利胆、平抑肝阳上亢，促进全身气血通畅运行。

二、根据整脊学实践及理论，脊柱左、右侧屈动作可以预防或调理脊柱生理弯曲不对称、不平衡等现象，有效地避免脊柱在形态上的不良变化。

第四式　船夫背纤

基本要求：

一、随转体两腿伸膝站立，转杖按压至肩上，杖向一侧摩运、滑动。

二、以杖导引，贴身立圆转杖。

三、成弓步背纤时，蹬伸后腿，躯干、后腿成一条直线，杖成水平，按压肩井穴，稍停；目视体后方。

教学要点：

一、注意要弓步转杖划立圆，手环握杖端，贴身下按，摩运胁肋；成弓步背纤时，腰拧转，以腰带肩，立圆转杖，要求后侧腿蹬伸充分；杖在肩部摩运、按压，重点按压肩井穴。

二、左右两侧关键动作相同。成弓步背纤时，后腿伸直，躯干、后腿成一条直线，后脚脚跟不能拔起；按压肩井时动作稍停。

纠正方法：

一、以左弓步转杖为例。左手环握杖向左、向上划圆至面前时，左手向杖端稍滑动；两腿伸膝站立，转杖按压至肩上时，右手稍向杖端滑动；两手环握的位置对称。环握杖向后划弧摩运时，配合屈腕、伸腕动作。

二、以左弓步腰拧转、转杖为例。随着腰向左拧转，左手握杖沿左肩滑动、摩运，杖不离肩，再向左体侧、向体后划立圆，右手环握杖随之，杖转动近180°。

三、成弓步背纤时，腰拧转，以腰带肩，立圆转杖。

四、杖在肩部的摩运、按压要柔和。成右弓步背纤时重点按压左肩井穴，成左弓步背纤时则重点按压右肩井穴；同时上下肢动作和呼吸协调配合。

功理与作用：

一、左右转头，可以有效地刺激大椎穴。

二、用杖按压肩井穴，有利于促进全身气血运行，增强体质，有助于人体祛风散寒，缓解颈、肩、背痹痛。

三、拧腰、伸膝、蹬脚做背纤动作，进一步有效地刺激了任脉和督脉、带脉及足三阴经、足三阳经，强腰固肾；同时又增大了腰椎和髋关节的活动幅度，使腰、腿部肌群得到充分牵拉，有利于腰、腿灵活性和柔韧性的提高。

第五式　神针定海

基本要求：

一、身械配合不熟练时，可先单独练习夹杖、卷杖、滑杖等基本动作。

二、呼吸要与动作自然配合。随着对技术要领深入、细致地掌握，呼吸会逐渐变得细、匀、深、长，并过渡到以腹式呼吸为主。

三、手臂上举、下按时，松肩，肘关节保持弧形，意念纳天地之精华，归入丹田，静立片刻。

教学要点：

一、旋杖时，两手保持环握。

二、卷旋时，由小指至拇指依次屈指握杖。单臂上捧时，手与头同高；下按时，经面前按至腹前。

纠正方法：

一、下肢运动路线分左、右两侧。左侧运动路线主要为由左开步变左弓步，右脚上步成两脚平行开立状。右侧运动路线同左侧相反。

二、上肢运动路线，主要由四部分组成。左侧运动路线：第一，从左至右贴身抡臂划立圆，在右侧前变右托杖；第二，由旋杖变斜立杖，在体前划平圆至左侧成立杖；第三，左手卷旋环握，杖端划立圆，右手握杖下滑落杖及左手；第四，右手持杖，杖的下端向后、向上划弧贴于右臂后成立杖，左手于左侧前捧气，经体前按掌至腹前。右侧运动路线同左侧相反。

功理与作用：

一、手腕的旋翻、圆转运动，弥补了日常工作、生活中屈伸活动不足，对预防手腕损伤有积极作用。

二、以杖导引行气，意气相合，想象捧天地泰和之气，由百会贯入丹田，有益于养神，培补和养护元气，提升练功效果。

第六式 金龙绞尾

基本要求：

一、杖向身体斜前方引伸时，腿则反向后伸；杖由下向上立圆转动时，重心向下松沉。

二、绞杖时手腕外旋，配合吸气；两手向下压杖时手腕内旋，配合呼气；起身、开步时，配合吸气；一脚向另一脚并拢站立时，配合呼气。

三、立圆转杖时，注意肩要放松，舒伸手臂；两手相向滑杖时，注意手不离杖，杖不离身，沉肩坠肘。

教学要点：

一、做后撤步时，脚向斜后方45°落步；转体成弓步时，伸膝站起，以后脚脚掌碾转。

二、两手相向滑杖时，手不离杖，杖不离身；成高歇步时，抵按承山穴，稍停。

纠正方法：

一、下肢运动路线分为左、右两侧。左侧运动路线为做后撤步转体变弓步，重心后移做左撤步变高歇步，随后变全蹲低歇步，起身并步。右侧运动路线同左侧相反。

二、上肢运动路线，主要由四部分组成。左侧运动路线：一是引杖向体右侧前方，随后转体，向上、向后划立圆；二是左手、右手分别进行前后滑杖；三是向体右侧前方插杖，随后进行左手搅杖、压杖；四是随着起身进行左引杖、右手滑杖动作，恢复腹前的环握杖动作。右侧运动路线同左侧相反。

功理与作用：

一、成高歇步时，后交叉腿膝抵压前小腿后的承山穴，可重点、有效地刺激足太阳膀胱经。因膀胱经与肾经相表里，故此式利于疏导肾水，有排毒作用。

二、以腰为轴左右转体，有节奏地刺激了带脉。带脉管束人体上下经脉的通行，刺激带脉有利于全身经脉之气的调畅。

三、低歇步对下肢柔韧性、平衡性、力量控制能力提出了更高要求。此式有利于加强中老年人下肢肌肉的力量，提高平衡能力，对减少小腿肌肉痉挛有一定作用。

第七式　探海寻宝

基本要求：

一、体前举杖，与肩同高，屈肘、坐腕收杖于胸下，屈腕卷杖贴身向下摩运至脚。

二、转体、转头弧形举杖、落杖，两手环握位置固定。上手举杖成垂直位，下手置于肩前，躯干与下肢成 90° 夹角，目视杖上端。

三、俯身，两腿伸膝，抬头、塌腰，稍停。

教学要点：

一、收杖于胸下时，依次连贯完成手、腕、肘屈曲。

二、转体举杖时，要保持背部水平，引杖至其与地面垂直，下手处于肩前，目视杖的上端。

三、体侧举杖，两手环握位置不能变；抬头时两膝伸直，同时塌腰，稍停顿。

纠正方法：

一、下肢运动路线为两脚保持左开步—并步运动，随后是右开步—并步运动。

二、上肢运动路线，主要由四部分组成。左侧运动路线：一是体前平举、坐腕、屈肘收回胸下，卷杖沿腹向下摩运至脚；二是向左转体，弧形向上举杖于体侧，随后还原于两脚前；三是随之起身，卷杖沿两腿前向上摩运至胸下；四是杖向下摩运至腹前。右侧运动路线同左侧相反。

功理与作用：

一、左右转体、转头及体前屈时抬头、塌腰，可以有效地刺激任、督两脉和带脉，促进全身的气血流通，调补先天、补益后天，强腰固肾，达到健身目的。

二、两膝伸直、俯身前屈、塌腰，可以有效地拉伸大腿后侧肌群，提高下肢柔韧性，有利于缓解腰背部肌肉的疲劳和紧张。

第八式 气归丹田

基本要求：

两腿屈膝半蹲；两臂由体侧向腹前合抱，掌心向内；两手指尖相对，约距 10 厘米。

教学要点：

两掌合抱向丹田处收拢，两手距丹田约 10 厘米。

纠正方法：

一、下肢运动路线为左脚外开步站立。

二、上肢运动路线为左手持杖，两臂腹前合抱，随后向丹田收拢，自然分开垂于体侧。

功理与作用：

以意行气，引气回收，培补丹田，增补元气。

收势

基本要求：

收左脚与右脚并拢，身体中正，两腿自然站立，目视前方。

教学要点：

松腰、敛臀、虚腋，两肩松沉。

纠正方法：

一、下肢运动路线为左脚收回并步站立。

二、身体中正，目视前方。

功理与作用：

由动复静，巩固丹田元气，使身心调节到最佳的放松和平衡状态，达到强身健体的目的。

（二）演练水平教学要点

（1）形：太极养生杖的习练，首先要保持身型正直，杖与身体和谐统一；其次，杖随身体走立圆或平圆。

（2）气：在太极养生杖练习中，初学者以自然呼吸为主，随着技术水平的提高，可以逐渐过渡到以腹式呼吸为主。杖远离身体时吸气，靠近身体时呼气；卷杖时吸气，舒放时呼气。

（3）意：太极养生杖功法以象形取意为主要特点，以一念代万念。习练者应在身心放松的状态下，逐步达到意、气、形合一的境界。

第十节　健身气功·校园五禽戏（小学版、初中版、高中版）

一、功法概述

校园五禽戏以小学、初中、高中的青少年群体为练习对象。基于青少年的年龄特点、身心发育规律，全面而有针对性地根据不同年级学生的心理和身体状况创编出不同的动作，并使其成为一套具有五禽戏特征、武术理念和舞美表现力的健身功法。

二、功法特点

校园五禽戏动作内容丰富、简单易学、锻炼全面，体现了"中医治未病"的思想，可提高青少年身心素质、丰富学生的课余生活。

三、功法动作

（一）校园五禽戏（小学版）

起势

基本要求：

一、两掌上托时，意想托起重物；下按时，意想下按水中浮球。上托下按的动作要柔和、均匀、连贯，运行路线成弧形，圆活自然。

二、动作配合呼吸，两掌上托时吸气，下按时呼气。

健身作用：

一、柔和缓慢的腹式呼吸可以促进内脏的蠕动，有利于改善呼吸、消化功能。

二、动作与呼吸的配合，能够促使青少年集中注意力，促进其神经系统发育。

第一戏　虎戏

第一式　虎伸

基本要求：

一、十指张开，弯曲成虎爪，手指的第一、二指节要用力，掌心外凸，并贯穿动作的全过程。

二、两掌向上如托举重物，提胸收腹，充分拔长身体；两掌下落时配合转头，眼随手动，精神饱满，呼吸顺畅。

健身作用：

一、十指弯曲成虎爪，可增强手指的灵活性和力量，促进青少年上肢远端关节的血液循环。

二、伸展肢体，拔长脊柱，有利于塑造良好的形体。

三、疏通三焦气机，调理三焦功能。

第二式　虎跃

基本要求：

一、推掌与震脚同步，动作协调，刚劲有力。

二、屈膝下蹲、含胸收腹与跳起展体的动作过程要协调一致。

健身作用：

一、跃起动作形成了脊柱的伸展运动，能够锻炼脊柱的柔韧性并提高其伸展度，使脊柱保持正常的生理弯曲，防止青少年脊柱侧弯。

二、震脚发力和向上跃起动作可增强腿部的肌肉力量。

三、脊柱的折叠伸展，牵动任、督二脉，能起到疏通经络、活跃气血的作用。

第二戏　鹿戏

第三式　鹿探

基本要求：

一、向侧方迈脚成弓步时，前腿弓、后腿蹬，大腿内侧收紧，脚趾抓地。

二、手臂向侧上方伸展，拉伸腰背部，肩部下沉。

健身作用：

一、两臂上伸，两脚踩实地面，有助于脊柱的斜向牵拉，有利于青少年脊柱的正常发育。

二、躯干的侧屈伸展，可以增强腰背部的肌肉力量；弓步蹬伸可以增强腿部的肌肉力量。

三、身体左右抻拉，意在两胁，可调理脾胃，强壮两臂。

第四式　鹿转

基本要求：

一、提膝时，身体要保持稳定，大腿尽量高于水平，向前落步要轻灵，体现鹿轻盈敏捷的特点。

二、重心转换要轻松灵活，躯干前倾至与后腿成一直线。

健身作用：

一、两臂上举时肩背部肌肉得到牵拉；躯干的拧转，能够增强脊柱的柔韧性，并加强腰背部肌肉力量。

二、独立提膝可以增强腿部肌肉力量，提高平衡能力。

三、转头回望，运转带脉，能够起到强腰壮肾的作用。

第三戏 熊戏

第五式 熊叩

基本要求：

一、两臂以腰为轴左右摆动，以身带臂，以臂带手，轻巧放松。

二、落步、震脚、叩击要同步，协调自然。

健身作用：

一、提髋、落步、震脚，可缓解久坐造成的腰部肌肉疲劳。

二、以腰带动手臂摆动并叩击腰腹，可调理脾胃，强壮脏腑。

第六式 熊推

基本要求：

一、提踵充分，收腹敛臀，含胸拔背，身体不要过分前探，保持平衡稳定。

二、推掌、迈步要协调一致，推掌时要沉肩、坠肘、坐腕。

健身作用：

一、提踵敛臀可以增强小腿后侧和臀部肌肉的力量，提高踝关节的稳定性。

二、旋臂含胸、迈步冲拳可增强肩关节的灵活性，舒展肩背部肌群。

三、收腹敛臀、含胸拔背可增强脾胃的运化功能。

第四戏 猿戏

第七式 猿窥

基本要求：

一、两脚跳跃要轻灵，掌指变猿钩要快捷，转头节奏要稍快。

二、跳跃时两脚依次着地，重心过渡要平稳，手脚配合要协调。

健身作用：

一、跳跃和手型的快速变化，意在增强神经－肌肉反应的灵敏性。

二、跳跃可增强腿部力量，提高平衡控制能力。

三、左顾右盼，可以缓解视疲劳；按摩腰部，可使心肾相交。

第八式 猿献

基本要求：

一、蹬腿迈步时，肢体要展开。

二、迈步、收脚要灵活连贯、轻巧敏捷。

健身作用：

一、胸部的开合能够改善心血管系统功能。

二、上下肢的动作多变，可改善青少年神经系统的协调功能。

第五戏　鸟戏

第九式　鸟展

基本要求：

一、两臂前合时，含胸收腹；两臂展开时，展肩扩胸。一开一合，收放自然。

二、两臂开合要圆活连贯、松柔自然。

健身作用：

一、两臂开合可以扩大胸腔容积，并且润滑肩关节。

二、展肩扩胸动作牵动肺经，可以宣肺理气、改善肺功能。

第十式　鸟翔

基本要求：

一、两臂侧举，动作舒展，幅度要大，尽量展开。

二、手脚协调配合，同起同落。

健身作用：

一、两臂的上下运动，可改变胸腔容积，起到按摩心肺的作用，增强血氧交换能力。

二、提膝独立，可提高人体平衡能力。

三、两臂的起落开合，可加强肺经经气的流通，调节全身气机，促进气血运行。

收势

基本要求：

一、两掌由上向下按时，身体各部位从上而下随之放松，直达脚底。

二、动作与呼吸相配合，上抱时吸气，下按时呼气。

健身作用：

一、收势可使气息逐渐平和，起到平静心神、恢复常态的作用。

二、两臂上抱下按配合呼吸，可增大肺活量，促进青少年的心肺发育，具有和气血、通经络、理脏腑的作用。

（二）校园五禽戏（初中版）

起势

基本要求：

一、两掌上托时，意想托起重物；下按时，意想下按水中浮球。上托下按的动作要柔和、均匀、连贯，运行路线成弧形，圆活自然。

二、动作配合呼吸，两掌上托时吸气，下按时呼气。

健身作用：

一、柔和缓慢的腹式呼吸可以促进内脏的蠕动，有利于改善呼吸、消化功能。

二、动作与呼吸的配合，能够促使青少年集中注意力，促进其神经系统发育。

第一戏　虎戏

第一式　出穴窥探

基本要求：

一、身体后坐时，前脚脚尖要翘起；成歇步时，两掌对拉要充分。

二、两掌在体前划弧时，要沉肩坠肘，以腰带动手臂。

健身作用：

一、转体动作，可以增强腰椎的灵活性；两臂牵拉，可以锻炼胸部及背部肌肉。

二、重心的转换，可以增强下肢肌肉力量。

三、动作的收放、开合，牵拉两肋，可以疏通肝气，促进气血运行。

第二式　回首寻猎

基本要求：

一、成弓步、两掌下按时，速度可稍加快，先柔后刚，动作舒展大方；腰部拧转时，躯干与后腿成一直线。

二、回首时，摆臂、转头同时完成，眼睛以看到后脚脚跟为佳。

健身作用：

一、独立提膝，转体回首，可提高身体平衡能力。

二、脊柱的旋转侧屈，可增强脊柱的柔韧性与灵活性。

三、刚柔相济的动作练习，可以濡养筋脉，使肝血充足。

第二戏　鹿戏

第三式　伸颈展臂

基本要求：

一、抡臂划圆时，以腰带臂，眼随手动。

二、盖步与旋腰伸展要协调一致，同时还要保持上下肢的协调性。

健身作用：

一、前点步和盖步可以有效增强腿部的协调性及平衡能力。

二、旋腰抡臂可锻炼腰背部和腹部肌肉，提高腰部的柔韧性。

三、腰部旋转练习，可起到强腰壮肾、强筋健骨的作用。

第四式　移步角抵

基本要求：

一、成弓步时，躯干侧倾，与两臂、后腿成一直线。

二、插步、转腰与两臂的摆动要协调一致，保持身体平衡。

健身作用：

一、身体的斜向拉伸和扭转，提高了脊柱的伸展度和柔韧性，有利于脊柱的发育。

二、步型变换可增强腿部力量，提高下肢的灵活性和协调性。

三、弓步侧倾和插步举手等动作，利于拉伸肾经和膀胱经，使肾精充足、筋骨强健。

第三戏　熊戏

第五式　震脚晃体

基本要求：

一、提髋要充分，随身体重心下降，同时落步震脚，避免跺脚。

二、转腰时以腰带臂，两前臂保持在一条直线上。

健身作用：

一、提髋可增强髋关节周围肌肉力量。

二、震脚可对踝、膝、髋、脊柱等关节产生良好刺激作用。双臂的开合转动，可以锻炼肩部关节的灵活性及上肢肌肉力量。

三、转胯拧腰，可提高腰胯部的灵活性，锻炼中焦，促进消化吸收。

第六式　弓背扛靠

基本要求：

一、成马步下蹲时，脚尖内扣，膝盖不可超出脚尖。两臂侧向扛靠时以肘尖引领，速度可稍加快。

二、下蹲时含胸收腹，重心稳定，保持平衡。

健身作用：

一、展肩扩胸可锻炼肩关节、肩背部肌肉，利于纠正不良姿态。

二、弓背下蹲、马步挺靠等动作，可发展下肢肌肉力量，提高平衡性和协调性。

三、含胸收腹、展肩扩胸，一开一合，可反复刺激中焦，改善脾胃功能。

第四戏　猿戏

第七式　提膝探望

基本要求：

一、跳步及移动时，手、眼、身法、步的配合要协调，表现出猿猴轻灵敏捷的特点。

二、提膝时上体微前探，保持重心的稳定。

健身作用：

一、变猿钩时快速变化腕指可以增强神经－肌肉反应的灵敏性。

二、动作的复杂多变可锻炼神经系统与肢体运动的协调性。

三、模仿猿猴动作的灵动敏捷，可缓解大脑神经系统的紧张，醒脑开窍。

第八式　跳步摘果

基本要求：

一、提膝平衡时脚尖自然下垂，不要勾脚尖。

二、身体左右转动 180° 时，以后脚为轴带动前脚转动，保持身体平稳。

健身作用：

一、提膝平衡及重心在双腿间转换，可增强腿部力量，提高平衡性和协调性。

二、模拟猿猴采摘时的愉悦心情，可缓解紧张情绪。

三、动作的大幅度转换，可促进全身气血循环，改善心主血脉的功能。

第五戏　鸟戏

第九式　插步飞翔

基本要求：

一、手臂摆动时身体重心微前移，保持身体的平衡。

二、手臂摆动时以肩带臂，柔和舒展，如大鹏展翅。

健身作用：

一、两臂的摆动可以锻炼手臂和背部肌肉，开合胸廓，牵拉肺经，增大肺活量，提升心肺功能。

二、插步可以锻炼腿部力量，增强下肢关节稳定性。

第十式 凌空展翅

基本要求：

一、身体前俯时不能过分前倾，抬头、挺胸、塌腰、翘臀要充分。

二、以肩带臂，力达指尖；肩臂绕环，连贯圆活。

健身作用：

一、身体反弓有助于保持脊柱的正常生理弯曲，预防驼背等不良姿态。

二、活动肩关节，加强身体内外清浊之气的交换，提高肺的宣降能力。

收势

基本要求：

一、两掌由上向下按时，身体各部位从上而下随之放松，直达脚底。

二、动作与呼吸相配合，上抱时吸气，下按时呼气。

健身作用：

一、收势使气息逐渐平和，起到平静心神、恢复常态的作用。

二、两臂上抱下按配合呼吸，可增大肺活量，促进青少年的心肺发育，具有和气血、通经络、理脏腑的作用。

（三）校园五禽戏（高中版）

起势

基本要求：

一、两掌上托时，意想托起重物；下按时，意想下按水中浮球。上托下按的动作要柔和、均匀、连贯，运行路线成弧形，圆活自然。

二、动作配合呼吸，两掌上托时吸气，下按时呼气。

健身作用：

一、柔和缓慢的腹式呼吸可以促进内脏的蠕动，有利于改善呼吸、消化功能。

二、动作与呼吸的配合，能够促使青少年集中注意力，促进其神经系统发育。

第一戏 虎戏

第一式 虎虎生威

基本要求：

一、掌上举时，拉长腰身，伸展胸腔，眼随手动，头部不要过分后仰。

二、两手侧推时，虎口撑圆。插步与转体同时进行，保持重心的稳定。

健身作用：

一、虎爪可以增强手指和手腕的屈肌力量，改善上肢远端关节的血液循环。

二、下肢与躯干的伸展可以拉伸脊柱，锻炼腰部肌肉，提高灵活性、协调性。

三、两手的上举和后拉，可以拉伸胸腔；一升一降，具有调理三焦的作用。

第二式　猛虎扑食

基本要求：

一、上体前俯时两膝不能弯曲，两手尽量向前伸，同时臀部后引，挺胸塌腰，充分伸展脊柱。

二、震脚落步与两掌前推同步完成，动作刚劲有力，体现虎之威猛。

健身作用：

一、前扑动作形成了脊柱的伸展折叠运动，尤其是引腰前伸，增加了脊柱各关节的柔韧性和伸展度，可使脊柱保持正常的生理弯曲。

二、脊柱运动能增强腰部肌肉力量，对常见的腰部疾病有防治作用；步法的转换可以锻炼腿部的肌肉及增强协调性。

三、脊柱的伸展折叠，可牵动任、督二脉，起到调理阴阳、活跃气血、疏通经络的作用。

第二戏　鹿戏

第三式　梅花旋舞

基本要求：

一、上体前俯时重心后坐，两臂前伸成水平，含胸拔背，收腹敛臀，使腰部、背部得到充分的伸展。

二、上体侧倾时，伸展手臂，使身体一侧尽量舒展。

健身作用：

一、腰部的反弓，使脊椎充分拉伸，可以增强腰部肌肉力量，起到强腰补肾、强筋健骨的功效。

二、上体的侧屈可以拉伸腰部两侧肌肉、韧带，健美身型。

第四式　悦鹿舒筋

基本要求：

一、身体重心下降，屈膝下蹲时要保持上体正直。

二、脚跟点地时，抬头、塌腰、翘臀要充分。成弓步时，两臂斜伸，后脚蹬地，使体侧充分拉伸。

健身作用：

一、弓步左右蹬伸转换可以锻炼腿部和腰胯肌肉，单腿支撑可以提高平衡能力。

二、手臂斜伸展、后脚蹬伸，腰侧肌群对拉拔长，对腰椎小关节紊乱具有预防作用。

三、抬头、塌腰、翘臀，可气运命门、振奋阳气、疏通经络。

第三戏　熊戏

第五式　雄关漫步

基本要求：

一、落脚时，翻掌下按发力配合震脚，踝、膝关节放松，使震感传至髋关节处，体现熊步的沉稳厚实。

二、上步捧靠，动作连贯，落步、捧靠同步完成，刚柔相济、劲力顺达。

三、以腰带臂，掌划平圆，圆活自然。

健身作用：

一、捧靠时，以气促力，气沉丹田，可增强呼吸和消化系统功能。

二、提髋、落步、震脚，可增强髋关节周围肌肉力量，有助于防治下肢无力、腰肌劳损等症状。

三、运转带脉，牵动中焦，调理脾胃。

第六式　憨熊攀树

基本要求：

一、攀爬时，提踵要充分，并保持平衡。俯身时，两膝伸直，挺胸塌腰，抬头要明显。

二、成马步按拍时刚柔相济，要体现劲力的连贯性、整体性和协调性。

健身作用：

一、上体前屈、挺胸塌腰可牵拉脊柱，有助于预防脊柱变形，保持正常的生理弯曲，起到固肾强腰的作用。

二、提踵能拉伸小腿后侧肌肉与韧带，增强踝、膝关节的稳定性。

三、两臂上举、下按，拉伸、挤压中焦，可促进消化。

第四戏　猿戏

第七式　左顾右盼

基本要求：

一、左右跳步要轻灵，上下肢配合要协调；转头快速，体现猿猴机灵敏捷的特点。

二、成丁步时，上体要团起；提膝独立时，舒展大方，开合有序。

健身作用：

一、眼神的左顾右盼，能缓解视觉疲劳，并有利于颈部的运动，促进脑部的血液循环。

二、左右跳步能增强腿部力量，提高协调性。

三、动作的复杂多变，可增强神经－肌肉反应的灵敏性。

第八式　灵猴献果

基本要求：

一、前探时，上体前倾成反弓状，支撑腿伸直，保持平衡。

二、团身转体，开合分明；左顾右盼，快速敏捷。

健身作用：

一、身体重心的左右转换及单双腿不断变换，可有效提高腿部肌群的力量；动作复杂多样，可提高身体的协调性。

二、模拟猿猴采果时的愉悦心情，可缓解紧张情绪，调节心理状态。

第五戏　鸟戏

第九式　舒翼展翅

基本要求：

一、两臂侧举，动作舒展，幅度要大，尽量展开胸部；两臂下落内合，含胸收腹，尽量挤压胸部。

二、两臂后摆时，身体向上拔伸，脊柱成反弓状。

健身作用：

一、两臂展开时吸气，提胸收腹扩大胸腔，可增强肺的呼吸功能。两掌后摆，身体成反弓状，使脊柱保持正常的生理弯曲，有助于身体不良姿态的纠正。

二、提膝独立可以提高人体的平衡能力，锻炼腿部力量。

三、屈膝下蹲成丁步时，可刺激督脉；身体成反弓状时，可刺激任脉。这种规律的反复锻炼，可起到疏通任、督二脉经气的作用。

第十式　鸿雁归巢

基本要求：

一、两臂侧举，动作舒展，幅度要大，尽量打开肋部；两臂下落内合，尽量挤压胸部；手脚协调配合，同起同落。

二、两臂上伸时，手背相对，但不相碰，形成向上喇叭口。

健身作用：

一、两臂大幅度上下开合，可牵动胸廓运动，提升心肺系统功能、增强血氧交换能力。

二、腿部蹬伸和提膝独立，有助于增强腿部力量、提高平衡能力。

收势

基本要求：

一、两掌由上向下按时，身体各部位从上而下随之放松，直达脚底。

二、动作与呼吸相配合，上抱时吸气，下按时呼气。

健身作用：

一、收势使气息逐渐平和，起到平静心神、恢复常态的作用。

二、两臂上抱下按配合呼吸，可增大肺活量，促进青少年的心肺发育，具有和气血、通经络、理脏腑的作用。